Unternehmensführung in der Physiotherapie

Doris Marchadier

Unternehmensführung in der Physiotherapie

Mitarbeiter*innen finden, binden und begeistern

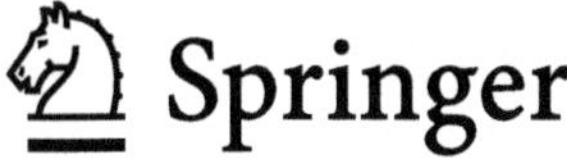

Doris Marchadier
Donauwörth, Deutschland

ISBN 978-3-662-73165-9 ISBN 978-3-662-73166-6 (eBook)
https://doi.org/10.1007/978-3-662-73166-6

Die Deutsche Nationalbibliothek verzeichnet diese Publikation in der DeutschenNationalbibliografie; detaillierte bibliografische Daten sind im Internet über https://portal.dnb.de abrufbar.

Springer ist ein Imprint der eingetragenen Gesellschaft Springer-Verlag GmbH, DE und ist ein Teil von Springer Nature.
Die Anschrift der Gesellschaft ist: Heidelberger Platz 3, 14197 Berlin, Germany

Vorwort

Vielleicht fragen Sie sich beim Lesen bereits: *Kann ich das wirklich schaffen?* Die Antwort lautet eindeutig: Ja. Jede Praxis – wirklich jede – besitzt Stärken, die sie einzigartig machen. Häufig sind es nicht die großen, aufwendigen Maßnahmen, sondern kleine Veränderungen, die sofort Wirkung zeigen. Manchmal braucht es nur eine klare Haltung, einen neuen Blick auf das eigene Team oder den Mut, einen eingeschliffenen Prozess anders zu gestalten. Dieses Buch möchte Ihnen genau dabei helfen: Ihre Praxis nicht nur organisatorisch zu verbessern, sondern sie zu einem Ort zu machen, an dem Menschen gerne arbeiten und sich in ihrer Profession entfalten können.

Denn eines wird in der aktuellen Diskussion oft übersehen: Mitarbeiter*innen suchen nicht nur nach einem sicheren Arbeitsplatz. Sie suchen nach Sinn, nach Wertschätzung, nach Entwicklungsmöglichkeiten und nach einem Umfeld, in dem sie als Menschen gesehen werden. Gerade in einem Beruf, der so viel Menschlichkeit und Empathie fordert wie die Physiotherapie, ist Kultur nicht nur ein „netter Zusatz", sondern ein entscheidender Erfolgsfaktor. Wenn Sie es schaffen, ein Klima zu schaffen, in dem Vertrauen, Respekt und echte Zusammenarbeit gelebt werden, entsteht ein Team, das gerne bleibt und neue Kolleginnen und Kollegen anzieht.

Viele Praxisinhaberinnen und -inhaber berichten mir: „Ich habe keine Zeit, mich auch noch mit Führung, Teamentwicklung oder Arbeitgebermarke zu beschäftigen." Doch genau darin liegt der Schlüssel. Denn je klarer Ihre Strukturen, je wertschätzender Ihre Kommunikation und je eindeutiger Ihr Profil als Arbeitgeber*in sind, desto weniger Stress haben Sie langfristig. Mitarbeiter*innen, die motiviert sind, übernehmen Verantwortung, bringen Ideen ein und entlasten Sie –

nicht nur fachlich, sondern auch menschlich. Das entstehende Miteinander ist unbezahlbar.

Dieses Buch soll Ihnen Mut machen, neue Wege zu gehen – und gleichzeitig zeigen, dass vieles einfacher ist, als es scheint. Sie brauchen keine Hochglanzkampagnen oder unendliche Budgets. Sie brauchen Klarheit über das, was Sie als Praxis ausmacht, und ein paar strategische Schritte, die Ihre Attraktivität als Arbeitgeber*in nachhaltig stärken. So wird aus einem Gefühl der Ohnmacht ein Gefühl der Gestaltungskraft.

Vielleicht werden Sie beim Lesen an der einen oder anderen Stelle schmunzeln, sich verstanden fühlen oder feststellen: „Das mache ich ja schon – gut zu wissen, dass es richtig ist." Und vielleicht gibt es Kapitel, bei denen Sie denken: „Das habe ich noch nie so betrachtet." All das ist gewollt. Lassen Sie sich inspirieren, nehmen Sie heraus, was zu Ihnen passt, und passen Sie es an Ihren Alltag an. Denn jede Praxis ist anders – aber die Prinzipien guter Mitarbeiter*innengewinnung und Mitarbeiter*innenbindung sind universell.

Am Ende wird es nicht nur darum gehen, neue Mitarbeiter*innen zu finden. Es geht darum, ein Arbeitsumfeld zu schaffen, in dem Menschen ihr Potenzial entfalten können, in dem sie bleiben wollen – und in dem Sie als Führungspersönlichkeit nicht nur funktionieren, sondern aufblühen.

Ich wünsche Ihnen viel Freude beim Lesen, Ausprobieren und Umsetzen – und vor allem: spürbare Entlastung und neue Perspektiven für Ihre Praxis.

Herzlichst Ihre
Doris Marchadier

Competing Interests Der/die Autor*in hat keine relevanten Interessenskonflikte im Zusammenhang mit dieser Publikation.

Inhaltsverzeichnis

Die Herausforderungen der Physiotherapie-Branche: Fachkräftemangel und Arbeitsmarktveränderungen

1

„Der größte Engpass im Gesundheitswesen ist nicht die Nachfrage, sondern das Angebot an Menschen, die mit Leidenschaft und Kompetenz behandeln."

Die Physiotherapie befindet sich in einem tiefgreifenden Wandel – schneller, dynamischer und fordernder als je zuvor. Was Praxen heute erleben, ist nicht bloß ein Mangel an Bewerber*innen. Es ist eine umfassende Transformation der gesamten Arbeitswelt, die neue Anforderungen stellt, neue Erwartungen formt und neue Wege der Führung notwendig macht.

Und genau hier liegt – bei aller Herausforderung – eine enorme Chance: Praxen, die bereit sind, umzudenken, werden zu Orten, an denen Menschen arbeiten wollen.

Die Erwartungen an den Beruf, an Arbeitszeiten, an Führung und an persönliche Entwicklung haben sich verändert. Viele Physiotherapeut*innen sehnen sich nicht nur nach einem Arbeitsplatz, sondern nach einem Umfeld, in dem sie wachsen können – fachlich, persönlich und menschlich. Sie suchen nach einer Kultur, die ihre Energie stärkt, statt sie zu erschöpfen. Nach Strukturen, die Orientierung geben, aber Raum für Individualität lassen. Nach Teams, in denen man sich unterstützt, statt gegeneinander zu arbeiten.

Während früher ein sicherer Arbeitsplatz und ein fester Patient*innenstamm ausreichten, reicht das heute längst nicht mehr. Moderne Fachkräfte wünschen sich ein berufliches Zuhause, das ihren Werten entspricht: Sinn, Qualität, echte Begegnung. Wer diese Bedürfnisse erkennt und ernst nimmt, wird automatisch attraktiver als Arbeitgeber*in – nicht durch große Versprechen, sondern durch gelebte Praxis.

Praxen erleben heute nicht nur einen Engpass an Menschen, sondern auch einen Engpass an Klarheit darüber, was Mitarbeiter*innen wirklich suchen. Und genau deshalb lohnt es sich, tiefer hinzusehen: Was macht eine Praxis heute zu einem Ort,

D. Marchadier, *Unternehmensführung in der Physiotherapie*,
https://doi.org/10.1007/978-3-662-73166-6_1

an dem Menschen bleiben wollen? Welche Strukturen fördern Begeisterung – und welche bremsen sie aus? Welche Form von Führung braucht es, damit Menschen sich mit der Praxis identifizieren und wirklich Teil von ihr werden?

Der Markt hat sich verändert – und zwar dauerhaft. Die klassische Vorstellung, dass Bewerber*innen dankbar jede Stelle annehmen, ist Vergangenheit. Physiotherapeut*innen wählen heute bewusst aus, wo sie arbeiten möchten. Sie stellen Fragen, vergleichen Angebote, achten auf Atmosphäre, Entwicklungsperspektiven und Teamkultur. Und das ist kein Zeichen von Anspruchsdenken, sondern Ausdruck eines professionellen Selbstverständnisses.

Wenn wir ehrlich sind, spüren viele Praxisinhaber*innen diese Veränderung schon lange. Sie erleben, wie schwierig es geworden ist, passende Mitarbeiter*innen zu finden – selbst wenn die Konditionen stimmen. Sie sehen, dass Stellenausschreibungen weniger Resonanz erzeugen, dass Bewerbungen ausbleiben und dass gute Mitarbeiter*innen schneller wechseln, wenn etwas nicht passt. Doch statt diese Entwicklung als Krise zu betrachten, lohnt sich der Perspektivwechsel:

Der Fachkräftemangel ist nicht nur ein Problem – er ist ein Spiegel. Er zeigt, wo Strukturen nicht mehr zeitgemäß sind, wo Kommunikation fehlt und wo Führung modernisiert werden darf.

Es ist ein Weckruf, der deutlich macht: *Die Praxis von früher wird die Mitarbeiter*innen von morgen nicht halten.*

Es braucht Führung, die inspiriert statt kontrolliert.
Es braucht Arbeitsmodelle, die Lebensphasen respektieren.
Es braucht ein Miteinander, das auf Vertrauen basiert – nicht auf starren Regeln.
Und es braucht das Verständnis, dass Mitarbeiter*innen nicht nur Leistungsträger, sondern Menschen mit Bedürfnissen, Hoffnungen und Grenzen sind.

Wer diese Veränderung annimmt und gestaltet, wird langfristig profitieren. Denn moderne Praxen gewinnen nicht nur leichter neue Talente – sie behalten auch die bestehenden, weil sie Rahmenbedingungen schaffen, die Stabilität, Entwicklung und Wertschätzung verbinden.

Die Zukunft der Physiotherapie gehört den Praxen, die Mut haben, sich selbst zu reflektieren und zu erneuern. Den Praxen, die Fragen stellen wie:

- Wie erleben Mitarbeiter*innen unsere Kultur wirklich?
- Welche Erwartungen hat die neue Generation?
- Wie flexibel sind wir – und wie flexibel wollen wir sein?
- Wie sichtbar ist unsere Praxis nach außen?

- Welche Werte leben wir – und welche behaupten wir nur?
- Was können wir heute verändern, damit Menschen morgen bleiben wollen?

Diese Fragen sind nicht unbequem – sie sind transformierend. Sie öffnen den Blick für eine neue Form der Praxisführung, die nicht nur den wirtschaftlichen Erfolg stärkt, sondern auch die menschliche Qualität der Zusammenarbeit.

Die gute Nachricht ist: *Fachkräftemangel bedeutet nicht, dass es keine Menschen gibt.* Er bedeutet, dass Menschen heute genauer hinschauen – und dass Praxen sichtbarer, menschlicher und klarer werden dürfen.

Wenn eine Praxis versteht, dass Mitarbeiter*innen Verbündete und nicht Ressourcen sind, entsteht ein völlig neues Fundament: eines, das trägt, verbindet und Perspektiven schafft – für alle Beteiligten.

1.1 Fachkräftemangel – Mythos oder Realität?

Der Fachkräftemangel ist kein Schlagwort, sondern gelebter Alltag in vielen Praxen. Ob in Ballungszentren oder ländlichen Regionen – immer mehr Praxisinhaber*innen berichten von offenen Stellen, die über Monate unbesetzt bleiben. Doch die Ursachen sind komplexer, als es die reine Statistik vermuten lässt. Zwar gibt es weniger Bewerber*innen auf dem Markt, aber gleichzeitig hat sich die Erwartungshaltung an den Arbeitsplatz grundlegend verändert. Es mangelt nicht nur an Menschen – sondern an passenden Rahmenbedingungen. Viele Therapeut*innen möchten heute anders arbeiten: flexibler, selbstbestimmter und sinnerfüllter. Das bedeutet: Der Mangel ist real, aber nicht unabwendbar. Praxisinhaber*innen, die bereit sind, neue Wege zu gehen, können sich klar von der Konkurrenz abheben. Denn gute Mitarbeiter*innen suchen nicht nur Arbeit – sie suchen Haltung, Sinn und Entwicklung.

Wer versteht, dass Fachkräfte heute nicht nur eine Anstellung, sondern eine berufliche Heimat suchen, kann gezielt Strukturen schaffen, die binden statt austauschen. Eine moderne Praxisführung bedeutet, Werte vorzuleben, Kommunikation auf Augenhöhe zu pflegen und individuelle Lebensentwürfe zu respektieren. Dazu gehört auch, Verantwortung zu teilen und Entwicklungsmöglichkeiten zu fördern – sowohl fachlich als auch persönlich. Wo Mitarbeiter*innen sich gesehen und wertgeschätzt fühlen, entsteht automatisch Loyalität. So kann aus einem Mangel eine echte Chance werden: für mehr Qualität, mehr Teamgeist und eine neue Kultur des Miteinanders im Gesundheitswesen (Großmann 2020).

1.2 Die Herausforderungen der Physiotherapie-Branche: Fachkräftemangel und Arbeitsmarktveränderungen

Die Physiotherapie befindet sich im Umbruch. Wo früher die Nachfrage nach Behandlungen die größte Herausforderung war, ist es heute die Suche nach qualifizierten Mitarbeiter*innen (VPT 2025).

Gesellschaftliche Veränderungen, steigende fachliche Anforderungen, neue technologische Möglichkeiten und ein Wertewandel in der Arbeitswelt wirken zusammen und verändern das Berufsbild tiefgreifend.

1.3 Neue Generation, neue Werte

Physiotherapie ist längst mehr als die manuelle Behandlung am/an der Patient*in. Sie ist Kommunikationsarbeit, Gesundheitsberatung, Prävention, Coaching – und zunehmend auch digitales Handwerk.

Viele Therapeut*innen wünschen sich ein Umfeld, das ihre fachliche Leidenschaft fördert und gleichzeitig ihre persönliche Balance respektiert. Gerade die jüngere Generation legt großen Wert auf Work-Life-Balance, Selbstverwirklichung und Sinnhaftigkeit.

Der Beruf soll nicht nur Job, sondern Ausdruck von Haltung, Empathie und Professionalität sein. Sicherheit allein reicht nicht mehr – gesucht wird ein Arbeitsplatz, der inspiriert, fördert und menschlich überzeugt.

Diese Werteverschiebung ist kein Problem, sondern eine Chance: Wer als Praxisleitung versteht, was junge Therapeut*innen motiviert, kann seine Praxis zu einem echten Magneten für Talente machen (Gallup 2023).

1.4 Flexibilität wird zum Schlüsselfaktor

Ein entscheidender Punkt ist die Gestaltung von Arbeitszeit und Arbeitsumgebung. Flexible Modelle wie Vier-Tage-Woche, Gleitzeit, Jobsharing oder Teletherapieanteile werden zunehmend zum Standard, nicht zur Ausnahme.

Gerade in einem Berufsfeld, das körperlich anspruchsvoll ist, sind Erholungsphasen und individuelle Gestaltungsspielräume doppelt wichtig. Praxisinhaber*innen, die solche Modelle anbieten, senden ein starkes Signal:

> „Wir verstehen, dass Gesundheit auch für unser Team gilt."

Diese Haltung zieht besonders Mitarbeiter*innen an, die langfristig denken – und das Team als Ort der Entwicklung sehen, nicht als Durchgangsstation.

1.5 Werteorientierte Führung statt Kontrolle

Das klassische Führungsmodell – Kontrolle, Anweisung, Hierarchie – funktioniert heute nicht mehr. Junge Generationen wünschen sich Führung, die inspiriert, beteiligt und auf Augenhöhe kommuniziert.

Führung bedeutet heute:

- Rahmen schaffen statt Regeln zu diktieren.
- Vertrauen geben statt Kontrolle auszuüben.
- Ziele klären statt Aufgaben zu verteilen.
- Feedbackkultur statt Fehlerkultur zu leben.

Diese neue Art des Führens erfordert Selbstreflexion und Mut zur Veränderung – sie ist aber der Schlüssel, um engagierte Mitarbeiter*innen zu gewinnen und zu halten.

1.6 Die Chance hinter dem Wandel

Der Wandel ist keine Bedrohung – er ist eine Einladung. Praxen, die sich heute öffnen für moderne Strukturen, neue Kommunikationsformen und flexible Modelle, schaffen sich einen klaren Wettbewerbsvorteil.

Denn der Markt verändert sich nicht nur, er öffnet sich:

- Neue Berufsgruppen wie Sportwissenschaftler*innen, Gesundheitscoaches oder Trainer*innen rücken näher an die Physiotherapie.
- Kooperationen mit Fitnessstudios, Unternehmen und digitalen Anbietern schaffen neue Arbeitsfelder.
- Prävention, Achtsamkeit und betriebliche Gesundheitsförderung werden zunehmend Teil des Praxisalltags.

Wer diesen Wandel als Entwicklungschance begreift, gestaltet die Zukunft – statt von ihr überrascht zu werden.

1.7 Wie dieses Buch hilft: Ein Leitfaden für nachhaltigen Erfolg

Dieses Buch begleitet Sie Schritt für Schritt auf dem Weg zu einer Praxis, die nicht nur fachlich überzeugt, sondern als attraktive*r Arbeitgeber*in begeistert. Es zeigt, wie Sie durch klare Positionierung, moderne Führung und authentische Kommunikation die richtigen Menschen anziehen – und langfristig binden.

Was dieses Buch besonders macht

- Praxisnah statt theoretisch:

- Alle Konzepte sind auf die Realität kleiner und mittelgroßer Praxen abgestimmt – umsetzbar auch ohne großes Budget.
- Ganzheitlich:
- Mitarbeiter*innengewinnung, Führung, Kultur und Organisation werden als zusammenhängendes System betrachtet.
- Inspirierend und konkret:
- Mit Beispielen, Praxistipps und Reflexionsfragen unterstützt es Sie bei der direkten Umsetzung.
- Zukunftsorientiert:

- Es integriert aktuelle Entwicklungen wie Digitalisierung, Generationenwandel und neue Arbeitszeitmodelle.

Dieses Buch habe ich nicht als Ratgeber zur Lösung Ihrer Probleme verfasst, sondern als Kompass für Lösungen. Am Ende steht nicht nur die Frage, wie Sie Personal finden, sondern wie Sie Menschen begeistern, mit Ihnen zu arbeiten und zu wachsen.

1.8 Erwartungen von Physiotherapeut*innen an Arbeitgeber*innen

Was wünschen sich Physiotherapeut*innen wirklich? Die Antwort ist klar: Sinn, Struktur, Entwicklung und Wertschätzung.

Studien und Erfahrungsberichte zeigen, dass die folgenden Punkte besonders wichtig sind:

1. Gute Teamkultur:
   Ein wertschätzender, unterstützender Umgang im Kollegenkreis.
2. Flexible Arbeitsbedingungen:
   Arbeitszeiten, die mit dem Privatleben vereinbar sind.
3. Fortbildungs- und Entwicklungsmöglichkeiten:
   Das Gefühl, fachlich und persönlich zu wachsen.
4. Faire Bezahlung und Transparenz:
   Gehalt, Boni und Zusatzleistungen müssen nachvollziehbar sein.
5. Authentische Führung:
   Eine Leitung, die zuhört, unterstützt und klare Kommunikation pflegt.

Diese Punkte sind nicht nur „nice to have“ – sie sind maßgebend für die Entscheidung, ob jemand sich für oder gegen eine Praxis entscheidet. Fachkräfte suchen keine Arbeitgeber*in mehr, sie suchen Verbündete für ihre berufliche Reise (ManpowerGroup 2025).

1.9 Neue Wege in der Führung von Mitarbeiter*innen

Führung in der Physiotherapie bedeutet heute weit mehr als Organisation und Kontrolle.

Sie ist ein Balanceakt zwischen ökonomischer Verantwortung, menschlicher Nähe und fachlicher Qualität.

Neue Wege – Haltung, Struktur und Beziehung Erfolgreiche Führung beginnt bei der Haltung. Wer Menschen führen will, muss sie verstehen – in ihren Bedürfnissen, Motivationen und Grenzen.

- Haltung:
  Führung ist Beziehung. Ein respektvoller, empathischer Umgang schafft Vertrauen – die Basis für Leistung und Loyalität.
- Struktur:
  Klare Abläufe und Verantwortlichkeiten geben Sicherheit. Ohne Struktur entsteht Chaos, mit zu viel Struktur entsteht Enge.
- Beziehung:
  Menschen folgen Menschen, nicht Systemen. Eine gute Führungskraft bleibt nahbar und präsent, ohne Kontrolle auszuüben.

1.10 Wandel der Arbeitswelt und neue Generationen (Gen Y & Z)

Die Generationen Y und Z prägen den Arbeitsmarkt zunehmend – auch im Gesundheitswesen. Sie bringen neue Werte, neue Erwartungen und eine andere Haltung zur Arbeit mit. Diese Veränderung ist weder gut noch schlecht. Sie ist eine Realität, die Praxen verstehen und nutzen können. Wer die Bedürfnisse dieser Generationen erkennt, schafft ein Umfeld, das attraktiv ist, stabil bleibt und langfristig trägt.

Generation Y (Geburtsjahre ca. 1980–1995)
Die Generation Y ist mit dem Wunsch nach Selbstverwirklichung und Flexibilität aufgewachsen. Sie sucht nach Sinn in ihrer Arbeit und legt Wert auf eine ausgewogene Work-Life-Balance. Für sie zählen nicht nur Strukturen, sondern Haltung und Authentizität.

- Sie hinterfragt Hierarchien und wünscht sich Mitgestaltung.
- Sie sucht Entwicklung, Verantwortung und Raum für eigene Ideen.
- Sie ist loyal – aber nur, wenn das, was versprochen wird, mit der Realität im Arbeitsalltag übereinstimmt.

Konsequenz: Führung muss dialogorientiert sein, Feedback ermöglichen und den Mut haben, Verantwortung zu teilen.

Generation Z (ab ca. 1996)
Die Generation Z wächst selbstverständlich mit digitalen Medien auf. Für sie sind Informationen jederzeit verfügbar und Entscheidungen schneller getroffen. Gleichzeitig schätzt sie klare Strukturen, Orientierung und eine stabile Führung.

- Sie legt Wert auf regelmäßiges, ehrliches Feedback.
- Sie ist pragmatischer, sicherheitsorientierter und klarer in ihren Erwartungen.
- Sie wünscht sich Vereinbarkeit von Arbeit und Leben, allerdings stärker strukturiert als die Generation Y.

Konsequenz: Sie braucht transparent kommunizierte Anforderungen, klare Abläufe und Führungspersonen, die verlässlich und präsent sind.

Beide Generationen eint eines

Sie wollen gesehen, gehört und gefördert werden.
Sie wollen wissen, wofür sie arbeiten.
Sie wollen spüren, dass ihre Arbeit Wirkung hat.
Und sie wünschen sich einen Arbeitsplatz, an dem sie als Mensch wahrgenommen werden – nicht nur als Arbeitskraft.

Praxen, die das verstehen, gewinnen Mitarbeiter*innen nicht nur kurzfristig, sondern nachhaltig. Sie schaffen ein Umfeld, in dem Menschen gerne bleiben, weil sie Klarheit, Entwicklung und Wertschätzung erfahren. Wichtig ist: Die neue Generation möchte nicht weniger arbeiten – sondern anders. Sie möchte sinnvoll arbeiten, selbstbestimmt und in einem Umfeld, das mit ihr kommuniziert statt über sie.

Fachkräftemangel ist real – aber nicht unabwendbar
Der Mangel an qualifizierten Fachkräften ist spürbar, besonders im therapeutischen Bereich. Doch er ist kein unausweichliches Schicksal. Viele Praxen erleben tagtäglich, dass gezielte Positionierung und eine wertschätzende Kultur dazu führen, dass Bewerbungen wieder eintreffen, Menschen bleiben und Mitarbeiter*innen von selbst auf das eigene Unternehmen aufmerksam werden.

Fachkräftemangel bedeutet nicht, dass niemand arbeiten möchte. Er bedeutet, dass sich gute Fachkräfte bewusst aussuchen, wo sie arbeiten möchten. Damit steigt die Bedeutung einer klaren Identität als Arbeitgeber*in:

Was macht Ihre Praxis aus?
Wie fühlt es sich an, Teil Ihres Teams zu sein?
Wofür stehen Sie – nach innen und außen?

Dafür braucht es:

- **ein klares Selbstverständnis als Arbeitgeber*in,** das beschreibt, wer Sie sind und wofür Sie stehen,
- **authentische Kommunikation,** die zeigt, wie Ihre Praxis wirklich arbeitet und was Menschen bei Ihnen erwartet,
- **den Mut, alte Strukturen zu hinterfragen,** wenn sie nicht mehr zum heutigen Arbeitsmarkt passen.

Praxen, die bereit sind, diese Schritte zu gehen, drehen den Spieß um: Gute Mitarbeiter*innen bewerben sich bei ihnen – nicht umgekehrt. Denn moderne Arbeitskräfte folgen nicht dem lautesten Ruf, sondern dem authentischsten.

Literatur

Gallup (2023) Gallup Engagement Index Deutschland 2023

Großmann L (2020) Arbeitszufriedenheit von Physiotherapeuten in Deutschland. Masterarbeit

ManpowerGroup (2025) Arbeitsmarktstudie Generation Z 2025

VPT – Verband Physikalische Therapie (2025) Bericht zur Versorgungssituation

2 Das Fundament eines/einer attraktiven Arbeitgeber*in

Bevor Sie aktiv auf Mitarbeiter*innensuche gehen, lohnt sich ein ehrlicher, manchmal ungewohnt tiefer Blick nach innen. Viele Praxen glauben, mehr Sichtbarkeit bringe automatisch mehr Bewerbungen, mehr Reichweite führe zu mehr Resonanz und ein kreatives Social-Media-Posting reiche als Impuls, um motivierte Menschen anzuziehen. Doch meine Beratungserfahrung zeigt immer wieder: Nicht die lautesten Praxen gewinnen Talente, sondern jene, die spürbar Haltung zeigen, Orientierung geben und ein Arbeitsumfeld erschaffen, in dem Menschen gerne bleiben – und gerne beginnen.

Erfolgreiche Mitarbeiter*innengewinnung beginnt nicht bei der Stellenausschreibung. Sie beginnt im Inneren Ihrer Organisation. Sie beginnt in den Gesprächen, die Sie führen – bewusst oder unbewusst. In der Art, wie Sie Entscheidungen treffen – transparent oder überraschend. In Ihrer Vision – klar formuliert oder nur gefühlt. In Ihrer täglichen Präsenz im Team – sichtbar oder unsichtbar.

Vergleichen Sie es mit der Partnersuche:

Ein Mensch, der weiß, wer er ist, zieht die richtigen Menschen an.
Ein Mensch, der unklar ist, sendet widersprüchliche Signale – und zieht im Zweifel niemanden oder die Falschen an.

Das gilt unverändert auch für Praxen. Wenn Sie nicht klar formulieren können, wofür Ihre Praxis steht, wofür Sie persönlich stehen und welche Kultur Sie leben möchten, können Bewerber*innen nicht erkennen, ob sie zu Ihnen passen. Ein Mensch kann nur dort ankommen, wo er weiß, was ihn erwartet. Genau hier beginnt die Arbeit am Employer Branding – dem Aufbau einer starken, glaubwürdigen Arbeitgeber*innenmarke, die nicht aus Marketing besteht, sondern aus Haltung.

D. Marchadier, *Unternehmensführung in der Physiotherapie*,
https://doi.org/10.1007/978-3-662-73166-6_2

Dieser Begriff wirkt auf viele kleine Gesundheitseinrichtungen zunächst groß, schwer und unternehmenslastig. Doch gerade kleine und mittelgroße Praxen profitieren besonders davon, weil sie Nähe, Klarheit und Identität authentisch leben können. Sie müssen kein Konzern sein – im Gegenteil: Die menschliche, persönliche und verlässliche Ebene kleinerer Teams schafft genau das Gefühl von Heimat, das viele Therapeut*innen suchen.

Denn jede Praxis ist weit mehr als ein Ort, an dem Behandlungen stattfinden. Sie ist ein Ort der Begegnung. Ein Ort der Entwicklung. Ein Ort der Unterstützung, der Orientierung und des Vertrauens. Ein Ort, an dem Menschen wachsen – oder stagnieren. Ein Ort, an dem Menschen bleiben – oder gehen.

Mitarbeiter*innen spüren sehr schnell, ob sie willkommen sind, ob sie sich sicher fühlen können und ob die Stimmung trägt. Ob Entscheidungen nachvollziehbar sind, ob Fehler besprechbar sind, ob Ideen gewollt sind und ob die Praxisleitung nahbar und präsent ist. In diesem ersten Eindruck, in den kleinen Momenten, die oft ohne Worte funktionieren, entsteht der magische Funke, der entscheidet:

„Hier möchte ich arbeiten."
„Hier möchte ich wachsen."
„Hier möchte ich bleiben."

Eine attraktive Praxis ist keine Frage des Umsatzes, der Größe oder der Ausstattung – sie ist eine Frage der Kultur. Sie zeigt sich darin, wie Sie als Leitung mit Herausforderungen umgehen. Wie Sie über Ihr Team sprechen. Wie Sie zuhören. Wie Sie führen, wenn niemand hinschaut. Wie Sie handeln, wenn es unbequem wird. Und auch darin, wie Sie mit sich selbst umgehen – in Ihrem eigenen Stress, in Ihrer eigenen Unsicherheit, in Ihren eigenen Grenzen.

Ein*e attraktiver Arbeitgeber*in erkennt, dass Menschen heute nicht nur eine Arbeitsstelle suchen, sondern einen sicheren Rahmen, in dem sie sich entwickeln dürfen. Mitarbeiter*innen brauchen heute mehr als Aufgaben: Sie brauchen Sinn. Klarheit. Struktur. Und das Gefühl, dass ihre Arbeit gesehen wird und Wirkung hat.

Die Basis dafür ist innere Ordnung. Sie ist spürbar, lange bevor man sie sieht. Und sie ist die Voraussetzung für jede gelungene Mitarbeiter*innengewinnung.

Wenn Sie klar wissen, wofür Sie stehen, können Sie klar formulieren, wen Sie suchen. Wenn Sie wissen, wie Sie führen möchten, können Sie Menschen anziehen, die in diese Kultur passen. Wenn Sie authentisch leben, was Sie versprechen, entsteht Vertrauen ganz von selbst.

Ein starkes Fundament entsteht nicht über Nacht. Es wächst aus bewussten Entscheidungen, aus einem klaren Blick auf das, was schon gut funktioniert, und auf das, was noch wachsen darf. Es entsteht aus Mut zur Veränderung und aus dem Verständnis, dass jede Weiterentwicklung zuerst bei Ihnen selbst beginnt.

Eine Praxis, die von innen stabil ist, zieht Menschen an, ohne laut zu sein. Sie wirkt – weil sie stimmt. Sie überzeugt – weil sie echt ist. Und sie bindet – weil sie für das steht, was vielen in der heutigen Arbeitswelt fehlt: Klarheit, Verbindung und Menschlichkeit.

2.1 Die Praxis als Marke – Employer Branding in der Physiotherapie

Employer Branding bedeutet: Menschen erkennen auf den ersten Blick, wofür Ihre Praxis steht. Eine Marke entsteht dabei nicht durch „Marketing", sondern durch das, was Menschen im Kontakt mit Ihnen tatsächlich erleben.

Patient*innen spüren es. Bewerber*innen spüren es. Und Ihre Mitarbeiter*innen spüren es jeden Tag.

Eine gute Arbeitgeber*innenmarke vermittelt ein Gefühl – für Werte, Miteinander, Haltung, Arbeitsklarheit und den täglichen Spirit.

Damit beginnt Employer Branding nicht bei der Außendarstellung, sondern bei Fragen an Sie selbst:

- Welche Werte sind Ihnen als Praxisleitung wirklich wichtig – nicht auf dem Papier, sondern im täglichen Handeln?
- Was zeichnet Ihr Team als Gruppe aus?
- Wofür stehen Sie im Umgang mit Patient*innen und Kolleg*innen?
- Welche Haltung prägt Ihre Arbeit seit Jahren – und was sagen andere darüber?
- Was ist das Besondere an Ihrer Praxis, das man erst spürt, wenn man bei Ihnen gewesen ist?

Diese Antworten sind das Herz Ihrer Arbeitgeber*innenmarke. Sie müssen nicht perfekt klingen, aber sie sollten ehrlich, greifbar und erlebbar sein. Wenn Sie diese Werte konsequent kommunizieren – nach innen wie nach außen –, entsteht Vertrauen. Und Vertrauen zieht Menschen an.

Employer Branding sichtbar machen!

Viele Praxen glauben, Employer Branding sei teuer oder zeitaufwendig. Doch die Wahrheit ist: Eine starke Arbeitgeber*innenmarke zeigt sich in jedem Detail, oft in kleinen Momenten. Sie beginnt, wo Authentizität auf Wirkung trifft.

- In der Begrüßung am Telefon
- In dem Gefühl, das Menschen beim Betreten der Praxis haben
- In der Art, wie Ihr Team miteinander spricht
- In Ihrer Reaktion auf Stress, Fehler oder Herausforderungen
- In Ihrem Social-Media-Auftritt, der authentisch statt perfekt sein darf

Jede Interaktion stärkt oder schwächt Ihre Arbeitgeber*innenmarke – bewusst oder unbewusst.

Ein Beispiel
Eine Praxis, die viel von Teamgeist spricht, aber intern starr, unflexibel und kontrollierend arbeitet, wird langfristig niemanden überzeugen. Eine Praxis hingegen, die ehrlich zeigt, wie alltägliche Herausforderungen bewältigt werden, wirkt menschlich – und damit attraktiv.

2.2 Praxistipp – Employer Branding: So machen Sie Ihre Praxis zur Marke

Employer Branding ist weit mehr als ein schönes Logo oder eine ansprechende Website. Es ist die gelebte Identität Ihrer Praxis – spürbar für Mitarbeiter*innen, Bewerber*innen und Patient*innen. Eine starke Arbeitgeber*innenmarke entsteht dort, wo Haltung sichtbar wird, Werte erkennbar sind und Menschen sich mit Ihrer Praxis verbunden fühlen.

Die folgenden Schritte unterstützen Sie dabei, Ihre Praxis zu einer Marke zu machen, die Menschen anzieht und begeistert:

1. Formulieren Sie Ihre Kernbotschaft
Eine klare Kernbotschaft gibt Orientierung – nach innen wie nach außen. Ihr Satz sollte in einem einzigen Moment erkennbar machen, wer Sie als Arbeitgeber*in sind. Zum Beispiel:

„Wir sind die Praxis, in der …

- *Menschen wachsen.*
- *Teamarbeit gelebt wird.*
- *Wertschätzung kein Fremdwort ist.*
- *Patient*innen Begegnung auf Augenhöhe erfahren."*

Dieser Satz ist nicht nur ein Marketing-Element. Er ist ein Versprechen. Ein Leitstern. Und für viele Menschen der erste Ankerpunkt, wenn sie entscheiden, ob Ihre Praxis zu ihnen passt.

2. Visualisieren Sie Ihre Werte
Werte bleiben abstrakt, solange sie nicht sichtbar gemacht werden. Eine Wertewand im Teamraum, ein digitales Vision-Board, eine Collage im Wartezimmer oder eine wiederkehrende Social-Media-Serie: All das schafft Identifikation. Mitarbeiter*innen erkennen sich in den Bildern wieder, spüren Zugehörigkeit und werden an das gemeinsame Ziel erinnert. Werte zu visualisieren bedeutet, sie lebendig zu machen – und täglich erfahrbar.

3. Zeigen Sie Menschen statt Logos
Menschen bauen Beziehungen zu Menschen auf, nicht zu Marken. Nutzen Sie deshalb echte Gesichter: Mitarbeiter*innen in ihrer Arbeit, kurze Statements aus dem Alltag, kleine Persönlichkeitsmomente. Diese Form der Darstellung schafft Vertrauen – sowohl bei Bewerber*innen als auch bei Patient*innen. Ein Teamfoto mit echten Emotionen sagt mehr aus als jede Hochglanzbroschüre. Employer Branding wird authentisch, wenn Menschen erkennbar sind.

4. Nutzen Sie emotionale Sprache
Sprache entscheidet, ob ein Text berührt oder vorbeirauscht. Nicht: „Wir bieten moderne Behandlungskonzepte." Sondern: „Wir begleiten Menschen zurück in Kraft, Bewegung und Lebensfreude." Emotionale Sprache ist keine Übertreibung – sie ist die Wahrheit hinter der täglichen Arbeit. Sie zeigt, warum Ihr Team tut, was es tut. Und sie macht sichtbar, welche Bedeutung Ihre Praxis für die Menschen hat.

5. Pflegen Sie Ihre Außenkommunikation.
Eine starke Marke entsteht durch Wiederholung – und durch Echtheit. Sie müssen nicht perfekt sein und keine täglichen Beiträge posten. Ein monatlicher Einblick ins Team reicht vollkommen: ein Foto aus dem Alltag, ein kurzer Bericht von einer Fortbildung, eine kleine Geschichte aus der Praxis, ein Blick hinter die Kulissen. Wichtig ist nicht die Perfektion, sondern die Kontinuität. Alles, was Ihr Team zeigt, zeigt auch Ihre Kultur.

2.3 Die Bedeutung von Unternehmenskultur und Werten

„Kultur ist das, was bleibt, wenn niemand hinschaut.“

Unternehmenskultur entsteht nicht durch Leitbilder, Strategieworkshops oder externe Berater*innen – sie entsteht in jedem Gespräch, in jedem Blick, in jeder Entscheidung. Sie zeigt sich darin, wie Menschen miteinander umgehen, wie sie Fehler ansprechen, wie sie Unterstützung geben und wie Konflikte gelöst werden.

Kultur ist das gelebte Ergebnis von Werten, nicht deren Formulierung.

Wie Sie Werte spürbar machen

1. **Sprache prägt Realität**
   Wie Sie sprechen, wie Sie kritisieren, wie Sie loben – all das schafft Atmosphäre. Wertschätzende, klare und respektvolle Kommunikation verändert spürbar das gesamte Teamklima.
2. **Rituale geben Stabilität**
   Gemeinsames Frühstück, Montagmorgen-Check-in, Dankesrunde am Freitag, monatliche Mini-Feier: Kleine Rituale schaffen Zusammenhalt.
3. **Offenheit durch Mut**
   Offenheit entsteht nicht, wenn Konflikte vermieden werden – sondern wenn sie angesprochen werden dürfen. Ehrliche Gespräche sind das Fundament gesunder Kultur.
4. **Erfolge sichtbar machen**
   Ein Satz wie „Ich habe deine Arbeit heute wirklich geschätzt“ verändert mehr als eine Gehaltserhöhung.

Authentizität statt Hochglanz

Menschen spüren, wenn etwas gespielt ist. Sie spüren:

- ob ein Team wirklich lacht,
- ob Offenheit nur behauptet oder gelebt wird,
- ob eine Leitung Vertrauensraum schafft oder verunsichert.

Social Media zeigt das besonders deutlich. Ein kurzes, echtes Video mit dem Team wirkt stärker als jede Hochglanzbroschüre. Bewerber*innen wollen wissen:

„Wie ist es wirklich bei euch?“

Transparenz schafft Vertrauen, und Vertrauen ist der stärkste Bindungsfaktor – für Patient*innen und Mitarbeiter*innen gleichermaßen.

2.4 Identifikation mit der Praxis fördern

Identifikation ist der Moment, in dem Mitarbeiter*innen sagen:

> „Das ist nicht nur mein Job – das ist mein Ort."

Sie entsteht aus Sinn, Zugehörigkeit, Wertschätzung und Mitgestaltung. Sie wächst nicht durch Regeln oder Erwartungen, sondern durch **Erleben.**

Eine Praxis ist kein Gebäude, sondern ein lebendiger Organismus – ein Zusammenspiel von Menschen, Beziehungen, Haltungen und Visionen. Wenn Mitarbeiter*innen spüren, dass sie zu etwas Größerem beitragen, entsteht echte Bindung.

2.5 Wie Mitarbeiter*innen wirklich Teil der Praxis werden

1. **Gemeinsame Werte leben**
   Werte werden nicht formuliert – sie werden sichtbar. Im Alltag. Im Stress. Im Umgang mit Konflikten. Ein wöchentlicher Werte-Check oder eine kurze Dankbarkeitsrunde verbindet.
2. **Beteiligung ermöglichen**
   Menschen möchten gestalten – nicht nur ausführen. Binden Sie Ihr Team in Entscheidungen ein. Wer mitreden darf, trägt mit.
3. **Sinn vermitteln**
   Sinn motiviert stärker als jedes Gehalt. „Wir begleiten Menschen zurück in Lebensqualität" wirkt anders als „Wir behandeln Beschwerden".
4. **Verantwortung übergeben**
   Verantwortung bedeutet Vertrauen. Delegieren Sie bewusst – das stärkt Kompetenz, Selbstwert und Bindung.
5. **Erfolge sichtbar machen**
   Ein interner Newsletter, ein Wochenhighlight oder eine Dankeskarte im Personalraum macht Leistungen fühlbar und sichtbar.

2.6 Praxistipp – Mini-Reflexion: Wie stark ist die Identifikation in Ihrem Team?

Identifikation entsteht nicht zufällig. Sie wächst dort, wo Menschen Orientierung, Wertschätzung und Verbindung erleben. Eine kurze Selbstreflexion hilft Ihnen, den aktuellen Stand in Ihrem Team ehrlich einzuschätzen – und mögliche Entwicklungsschritte klarer zu sehen. Nutzen Sie die folgenden Fragen als Kompass. Und beantworten Sie sie ohne Druck, aber mit Offenheit.

1. Kennen meine Mitarbeiter*innen unsere Werte?
Werte können nur wirken, wenn sie sichtbar und lebbar sind.
Beispiele:

- Hängen Ihre Werte im Teamraum oder im Flur aus?
- Werden sie in Meetings angesprochen – z. B. „Wie zeigt sich heute unser Wert *Achtsamkeit*?"
- Gibt es konkrete Beispiele im Alltag, die Ihre Werte erlebbar machen?

Wenn Ihre Mitarbeiter*innen Ihre Werte nicht kennen, fehlt eine gemeinsame Richtung – das ist leicht veränderbar.

2. Werden Erfolge sichtbar gefeiert?
Gemeinsame Erfolge verbinden. Kleine wie große.
Beispiele:

- Ein „Erfolgsglas" im Teamraum, in das jede Person kleine beschrifte Zettel mit seinen aufgelisteten Erfolge wirft.
- Ein monatlicher „Team-Moment", in dem besondere Leistungen gewürdigt werden.
- Ein Lächeln, eine Karte, ein kurzes Anerkennungsgespräch nach einem herausfordernden Behandlungstag.

Erfolge zu feiern schafft Stolz – und Stolz schafft Identifikation.

3. Fühlen sich alle gehört?
Mitarbeiter*innen bleiben dort, wo ihre Stimme zählt.
Beispiele:

- Regelmäßige 10-Minuten-Check-ins pro Woche.

- Eine Teamfrage, die jeden Monat diskutiert wird: „Was läuft gerade gut? Was brauchen wir?"
- Eine digitale Vorschlagsbox (z. B. in Slack, Teams, WhatsApp-Gruppe).

Zuhören bedeutet nicht, alles umzusetzen – sondern ernst zu nehmen.

4. Haben wir Rituale, die verbinden?
Rituale strukturieren und stärken Gemeinschaft.
Beispiele:

- Ein gemeinsamer Wochenstart mit einem kurzen „Wie geht's uns heute?".
- Ein monatlicher Praxisausflug, ein gemeinsames Frühstück oder ein kleiner Teamwalk.
- Ein Willkommensritual für neue Mitarbeiter*innen, z. B. eine kleine Überraschung am ersten Tag.
- Rituale vermitteln Zugehörigkeit – unabhängig vom Stresslevel.

5. Reden wir über Sinn und Ziele?
Menschen wollen wissen, wofür sie arbeiten – besonders die Generationen Y und Z.
Beispiele:

- Einmal pro Quartal eine kurze Zielrunde: „Was sind unsere drei wichtigsten Schwerpunkte?"
- Eine Vision sichtbar im Teamraum („Wir sind die Praxis, in der…").
- Regelmäßige Gespräche über persönliche Entwicklung: „Was möchtest du lernen? Was brauchst du dafür von uns?"

Sinn schafft Motivation – und Motivation trägt Teams in herausfordernden Zeiten.

Wer zwei oder mehr dieser Fragen mit „Nein" beantwortet, hat enormes Potenzial, die Identifikation zu stärken
Das ist kein Mangel – es ist eine Einladung. Jede Veränderung beginnt mit Bewusstheit. Und jede bewusste Entscheidung stärkt die Kultur Ihrer Praxis. Schon kleine Schritte machen einen großen Unterschied: Ein Ritual einführen, einen Erfolg hervorheben, ein kurzes Check-in etablieren – all das wirkt nachhaltig.

Identifikation entsteht dort, wo Menschen gesehen, verstanden und eingebunden werden. Und eine Praxis, in der Identifikation lebendig ist, wird zu einem Ort, an dem Menschen gerne bleiben

Langfristige Mitarbeiter*innenbindung als Erfolgsfaktor
Mitarbeiter*innengewinnung endet nicht mit der Einstellung. Sie beginnt dort erst wirklich. Denn der wahre Erfolg einer Praxis entsteht nicht allein dadurch, Menschen zu finden – sondern dadurch, sie zu halten. Menschen bleiben, wenn sie wachsen dürfen, wenn sie gesehen werden und wenn sie spüren, dass ihre Arbeit Teil von etwas Sinnvollem ist. Eine Praxis, die Bindung ernst nimmt, investiert bewusst in Entwicklung, Beziehung und Kultur.

Langfristige Mitarbeiter*innenbindung bedeutet, stabile Beziehungen aufzubauen, die über Routine und Arbeitsaufträge hinausgehen. Sie zeigt sich im Alltag, in Gesprächen, in der Art des Miteinanders. Sie entsteht nicht durch Zufall, sondern durch bewusste Führung. Mitarbeiter*innen, die sich wertgeschätzt fühlen, bleiben nicht nur, sie entfalten ihr Potenzial – und werden selbst zu Botschafter*innen Ihrer Praxis.

Was Bindung stärkt

Regelmäßige Entwicklungsgespräche
Einmal jährlich ist zu wenig. Entwicklung braucht kontinuierlichen Dialog. Kurze, klare Gespräche darüber, wie es jemandem geht, was gerade leicht oder schwer fällt und welche Ziele verfolgt werden, schaffen Vertrauen. Sie zeigen: „Ich sehe dich. Und ich begleite deine Entwicklung."
Individuelle Fortbildungspläne
Fortbildung ist kein Kostenpunkt, sondern eine Investition. Wenn Mitarbeiter*innen spüren, dass ihre Entwicklung gewollt ist, entsteht Loyalität. Ein individueller Fortbildungsplan – abgestimmt auf Stärken, Interessen und Praxisziele – fördert Identifikation und steigert die Qualität.
Beteiligung an Entscheidungen
Wer mitgestalten darf, entwickelt Verantwortung und Identifikation. Ob bei der Auswahl neuer Geräte, bei der Planung von Abläufen oder bei Teamritualen – das Einbeziehen schafft Mitsprache und stärkt das Gefühl, Teil eines gemeinsamen Weges zu sein.
Kultur der Anerkennung
Anerkennung kostet nichts, doch sie verändert alles. Ein ehrliches Dankeschön, ein kurzer Blickkontakt, ein Satz wie „Das hast du großartig gelöst" – das wirkt nachhaltiger als jede Bonuszahlung. Anerkennung macht sichtbar, was Mitarbeiter*innen leisten. Und sie zeigt, dass ihre Arbeit einen Unterschied macht.
Mitarbeiter*innen, die wachsen dürfen, bleiben. Und wer bleibt, zieht neue Talente an. Menschen gehen dorthin, wo Energie ist, wo Menschen sich wohlfühlen, wo Wertschätzung spürbar ist. So entsteht ein stabiler Kreislauf: Zufriedenheit führt zu

Bindung, Bindung zu Qualität, Qualität zu Attraktivität – und Attraktivität zu neuen Bewerbungen. Eine Praxis, die das versteht, wird dauerhaft krisenfest.

Das Fundament für eine magnetische Arbeitgeber*innenpraxis

Eine attraktive Praxis ist kein Zufall. Sie ist das Ergebnis bewusster Entscheidungen, gelebter Werte und einer klaren Haltung. Sie entsteht dort, wo Menschen nicht nur arbeiten, sondern sich willkommen fühlen. Eine magnetische Praxis zieht Mitarbeiter*innen nicht durch Versprechen an, sondern durch das, was täglich sichtbar wird: Umgang, Struktur, Vertrauen, Kultur.

Employer Branding, Unternehmenskultur und Identifikation bilden die drei Säulen einer starken Arbeitgeber*innenpraxis:

- **Employer Branding** zeigt nach außen, wer Sie sind.
- **Unternehmenskultur** zeigt nach innen, wie Sie miteinander umgehen.
- **Identifikation** verbindet beides – und macht Ihre Praxis zu einem Ort, an dem Menschen bleiben wollen.

Wenn Mitarbeiter*innen sagen können

„Hier werde ich gesehen."
„Hier werde ich gebraucht."
„Hier wachse ich."

– dann haben Sie mehr erreicht, als jede Personalsuche bieten kann. Dann haben Sie eine lebendige Gemeinschaft geschaffen, die trägt und inspiriert. Eine Praxis, die magnetisch wirkt. Eine Praxis, die Zukunft schafft.

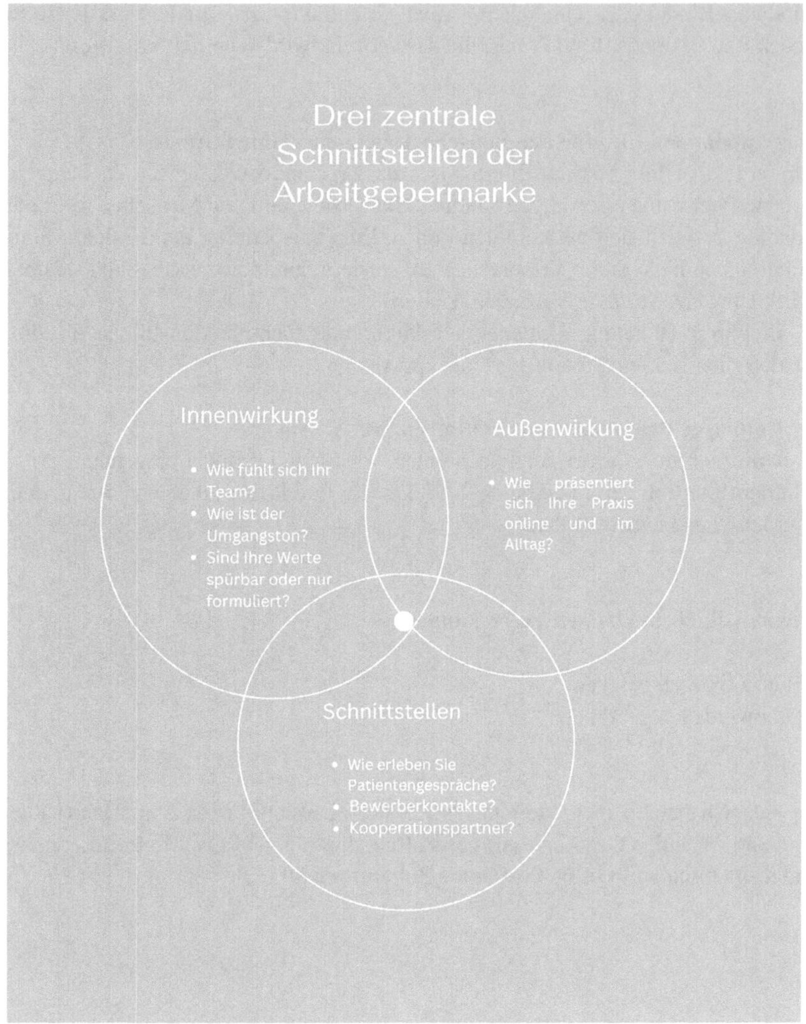

Diese Antworten sind das Herz Ihrer Arbeitgeber*innenmarke. Sie müssen nicht perfekt klingen, aber ehrlich, greifbar und erlebbar sein.

Wenn Sie diese Werte konsequent kommunizieren – nach innen wie nach außen –, entsteht Vertrauen. Und Vertrauen zieht Menschen an.

Weiterführende Literatur

Birmele C, Bömers J, Merklin-Wendle A (2024) Crashkurs Mitarbeiter-Onboarding. Haufe

Reiß H (2020) Onboarding für Führungskräfte. Springer

von Rosenstiel L, Regnet E, Domsch ME (Hrsg) (2025) Führung von Mitarbeitern und Mitarbeiterinnen. Schäffer-Poeschel

3 Recruitingstrategien für Physiotherapiepraxen

Der Mangel an qualifizierten Therapeut*innen ist eine Realität, mit der sich jede Praxisleitung auseinandersetzen muss. Doch die gute Nachricht ist: Mitarbeiter*innen lassen sich nicht einfach nur finden – sie lassen sich gewinnen. Erfolgreiches Recruiting ist heute weniger eine Frage klassischer Anzeigen, sondern vielmehr ein Prozess bewusster Positionierung und authentischer Kommunikation, denn gute Mitarbeiter*innen wachsen nicht auf Bäumen, aber sie wachsen dort, wo man ihnen Raum gibt, sich zu entfalten. Dieses Kapitel zeigt, wie Physiotherapiepraxen gezielt die richtigen Menschen ansprechen – online, persönlich und über eine Arbeitgeber*innenmarke, die Vertrauen schafft.

1. Sichtbarkeit durch eine starke digitale Präsenz

Die erste Begegnung potenzieller Bewerber*innen mit einer Praxis findet heute selten an der Rezeption statt – sie beginnt online. Eine moderne Website, klare Informationen zur Arbeitskultur und echte Einblicke ins Team sind entscheidend. Bewerber*innen möchten wissen, wie der Arbeitsalltag aussieht, welche Werte gelebt werden und welche Entwicklungsmöglichkeiten bestehen.

Dazu gehören kurze Teamvideos, authentische Fotos aus der Praxis, klare Formulierungen zur Vision der Praxisleitung und ein schlanker Bewerbungsprozess. Niedrigschwellige „One-Click-Bewerbungen" senken die Hemmschwelle und zeigen gleichzeitig: Diese Praxis denkt in Lösungen, nicht in Hürden. Auch soziale Medien spielen eine zunehmend zentrale Rolle. Ein Praxisalltag, der transparent kommuniziert wird – ob über Instagram, LinkedIn oder Facebook – wirkt nicht nur modern, sondern schafft Nähe und Vertrauen, lange bevor ein erstes Gespräch stattfindet.

D. Marchadier, *Unternehmensführung in der Physiotherapie*,
https://doi.org/10.1007/978-3-662-73166-6_3

2. Persönliche Beziehungen aktiv gestalten

Recruiting endet nicht im Internet – die Basis erfolgreicher Mitarbeiter*innengewinnung entsteht oft im direkten Kontakt. Hochschulen, Berufsfachschulen und Weiterbildungsstätten sind wichtige Orte, an denen zukünftige Therapeut*innen ihre ersten professionellen Verbindungen knüpfen. Praxen, die sich dort aktiv zeigen, Vorträge halten oder Workshops anbieten, sichern sich langfristig einen entscheidenden Vorteil.

Auch interne Empfehlungen gehören zu den kraftvollsten Wegen, neue Mitarbeiter*innen zu gewinnen. Ein durchdachtes Empfehlungsprogramm motiviert das bestehende Team und signalisiert gleichzeitig Wertschätzung gegenüber allen Beteiligten. Menschen empfehlen nur das weiter, wovon sie überzeugt sind – und genau das macht diese Strategie so effektiv.

3. Arbeitgeber*innenmarke mit Seele – Kultur vor Kompetenz

In Zeiten des Fachkräftemangels entscheiden sich Therapeut*innen nicht mehr nur für ein Gehalt, sondern für eine Kultur. Für ein Miteinander. Für Sinnhaftigkeit und Entwicklung. Eine starke Arbeitgeber*innenmarke entsteht dort, wo die Praxisleitung klare Werte formuliert und diese täglich lebt: Respekt, Teamgeist, transparente Kommunikation, Weiterbildungsbereitschaft, flexible Arbeitszeitmodelle und ein echter Blick für das Menschliche.

Eine gute Arbeitgeber*innenmarke spricht nicht jeden an – und genau das ist der Punkt. Sie zieht diejenigen an, die wirklich passen. Menschen, die sich mit der Haltung der Praxis identifizieren, bleiben länger, engagieren sich stärker und tragen aktiv zum Erfolg bei. Mitarbeiter*innen spüren, ob sie willkommen sind und ob sie einen Beitrag leisten dürfen. Dort, wo man ihnen vertraut, Verantwortung überträgt und persönliche Entwicklung fördert, entfalten sie ihr volles Potenzial.

Dieses Kapitel zeigt, wie Physiotherapiepraxen gezielt die richtigen Menschen ansprechen – online, persönlich und über eine Arbeitgeber*innenmarke, die Vertrauen schafft.

3.1 Wo und wie finde ich neue Mitarbeiter*innen?

Digitale Plattformen – sichtbar werden, wo gesucht wird

Digitale Jobportale wie Indeed, StepStone, Physio.de oder Therapeutenjobs.de gehören weiterhin zu den wichtigsten Suchorten für Fachkräfte. Doch die Masse der Inserate ist groß, und der Unterschied zwischen Erfolg und Misserfolg liegt häufig in der Art der Ansprache.

Eine gute Stellenanzeige erzählt eine Geschichte. Sie vermittelt in wenigen Sätzen, wer Sie sind, wofür Ihre Praxis steht und warum die Arbeit bei Ihnen besonders ist. Bewerber*innen möchten ein Gefühl bekommen – für das Team, für den Alltag, für die Werte, die gelebt werden.

So entsteht eine Bindung bereits im ersten Kontakt.

> „Eine Stellenanzeige ist kein Formular. Sie ist ein erstes Gespräch."

Praxisbeispiel
Ein Team beschreibt sich auf seiner Website mit den Worten:

> „Wir sind ein offenes, humorvolles Team, das Bewegung liebt – bei unseren Patientinnen und Patienten ebenso wie in der eigenen Entwicklung."

Ein solcher Einstieg schafft Nähe und vermittelt sofort, worauf sich jemand freuen kann.

► Sichtbarkeit ist wichtig – aber sie entfaltet ihre Wirkung nur, wenn sie persönlich wirkt.

Netzwerke als Quelle vertrauensvoller Kontakte
Ein großer Teil erfolgreicher Einstellungen entsteht über persönliche Kontakte. Empfehlungen von Kolleg*innen, Ärzt*innen, ehemaligen Mitarbeiter*innen oder Patient*innen sind oft wertvoller als jede Online-Anzeige.

Diese Art des Recruitings setzt auf Vertrauen – und Vertrauen entsteht, wo Beziehungen gepflegt werden. Regelmäßige Kontakte zu Fachschulen, Berufskollegien oder anderen Therapeutennetzwerken sind dabei ebenso hilfreich wie die persönliche Präsenz auf Fachkongressen oder Regionaltreffen.

Ein kurzer Besuch bei einer Physiotherapieschule, ein Vortrag über berufliche Entwicklung oder eine Einladung an Auszubildende zu einem Hospitationstag kann langfristig zu Bewerbungen führen.

Kooperationen mit Hochschulen und Ausbildungseinrichtungen
Wer den Nachwuchs früh erreicht, schafft nachhaltige Bindung. Kooperationen mit Berufsschulen, Hochschulen oder Fortbildungsinstituten ermöglichen es, junge Menschen schon während ihrer Ausbildung kennenzulernen.

Angebote wie Praxisführungen, Einblicke in Spezialisierungen oder Vorträge zu Themen wie Achtsamkeit, Prävention oder ganzheitlicher Therapie zeigen, dass Ihre Praxis mehr ist als ein Arbeitsplatz: Sie ist ein Ort des Lernens und des Wachsens.

Für viele Studierende ist diese Erfahrung prägend – und der erste Schritt in eine langfristige Zusammenarbeit.

3.2 Stellenanzeigen, die wirklich ansprechen – So erreichen Sie heute die richtigen Bewerber*innen

Eine wirkungsvolle Stellenanzeige ist keine Liste von Anforderungen und Aufgaben, sondern eine Einladung – zu Begegnung, Mitgestaltung und gemeinsamer Entwicklung. Sie vermittelt nicht nur, was gesucht wird, sondern vor allem, wer dahintersteht. In Zeiten, in denen Fachkräfte zwischen vielen Angeboten wählen können, zählt weniger die perfekte Formulierung als die emotionale Authentizität.

Therapeut*innen möchten heute wissen, in welchem Umfeld sie arbeiten, welche Werte dort gelebt werden und wie sie sich fachlich wie persönlich weiterentwickeln können. Eine Anzeige ist deshalb nicht nur ein Informationsblatt, sondern ein Stück gelebte Unternehmenskultur – sie zeigt, wie Sie denken, fühlen und führen.

Die Struktur einer guten Anzeige folgt drei klaren Prinzipien

- Ein emotionaler Einstieg: Warum lohnt es sich, hier weiterzulesen? Welche Haltung oder Vision spricht den/die Leser*in an?
- Klare Inhalte: Welche Aufgaben, Schwerpunkte und Entwicklungschancen bietet die Position?
- Authentizität im Ton: Die Anzeige sollte so klingen, wie Sie wirklich sprechen – ehrlich, offen, lebendig. Eine warme, menschliche Sprache wirkt überzeugender als jede Floskel.

3.3 Praxistipp – Stellenanzeigen gestalten

„Sie lieben Ihren Beruf und möchten mit Menschen arbeiten, die Haltung, Herz und Humor vereinen? Dann könnte das hier der Beginn einer wertvollen Zusammenarbeit sein. Bei uns treffen Sie auf ein Team, das füreinander einsteht, offen kommuniziert und gemeinsam wachsen möchte. Wir schätzen eigenverantwortliches Arbeiten, fördern individuelle Stärken und freuen uns über Ideen, die unsere Praxis weiterbringen. Wenn Sie Lust haben, Teil einer lebendigen Gemeinschaft zu werden, in der Menschlichkeit und Professionalität Hand in Hand gehen – dann melden Sie sich."

Solche Formulierungen sprechen direkt an. Sie erzeugen Resonanz, nicht Distanz. Statt Fachbegriffe und Standardsätze aneinanderzureihen, entsteht ein Gefühl von Nähe, das Bewerber*innen emotional abholt. Denn Menschen bewerben sich nicht auf Aufgabenlisten – sie bewerben sich auf Haltung, Atmosphäre und Werte. Eine gute Stellenanzeige erzählt eine Geschichte – Ihre. Sie lässt spüren, wofür Sie stehen und was die Arbeit in Ihrer Praxis besonders macht. Emotion schlägt Aufzählung, weil Begeisterung ansteckend ist – und genau das ist es, was Menschen bewegt, Kontakt aufzunehmen.

Inhaltlich überzeugende Anzeigen gewinnen zusätzlich durch klare Struktur und visuelle Ansprechbarkeit. Kurze Absätze, prägnante Überschriften und ein übersichtlicher Aufbau sind entscheidend – besonders, da viele Interessierte über das Smartphone lesen.

Achten Sie darauf, was wirklich zählt: Entwicklungsmöglichkeiten, flexible Arbeitszeitmodelle, Wertschätzung, Gesundheitsangebote, Unterstützung bei Fortbildungen. Diese Punkte sprechen mehr für Ihre Praxis als jede formale Gehaltsangabe.

Ein authentisches Foto des Teams, ein kurzes Video oder eine persönliche Einladung („Melden Sie sich einfach per WhatsApp, wenn Sie mehr erfahren wollen") können die Hemmschwelle zur Kontaktaufnahme deutlich senken.

3.4 Recruiting über Social Media und neue digitale Wege

Sichtbar werden, wo Bewerber*innen heute unterwegs sind

Soziale Medien sind längst kein Trend mehr, sondern ein fester Bestandteil moderner Mitarbeiter*innengewinnung. Sie sind Ausdruck einer neuen Kommunikationskultur – direkt, emotional und persönlich. Plattformen wie Instagram, LinkedIn oder TikTok bieten die Möglichkeit, Ihre Praxis dort zu zeigen, wo potenzielle Bewerber*innen ohnehin ihre Zeit verbringen. Hier zählt nicht Perfektion, sondern Persönlichkeit.

Der Unterschied zwischen erfolgreicher und belangloser Präsenz liegt in der Echtheit. Menschen möchten keine gestellten Bilder oder austauschbaren Slogans sehen, sondern Gesichter, Stimmen und echte Momente. Sie wollen spüren, wie der Alltag bei Ihnen aussieht – ob dort gelacht, diskutiert und mit Leidenschaft gearbeitet wird.

So kann die Umsetzung konkret aussehen

- Alltagsszenen aus der Praxis
  Kurze Videoclips oder Storys, die zeigen, wie das Team morgens ankommt, sich begrüßt, gemeinsam den Tag startet oder zwischendurch lacht. Beispiel: „Montagmorgen mit Kaffee und Team-Energie – wir sind bereit für unsere Patienten!" Solche Momente wirken sympathisch und nahbar.
- Teamvorstellungen und kleine Interviews
  Stellen Sie regelmäßig einzelne Teammitglieder vor – nicht mit Lebenslauf, sondern mit Persönlichkeit. Beispiel: „Das ist Jana, unsere Spezialistin für manuelle Therapie. Wenn sie nicht behandelt, steht sie auf dem Tennisplatz oder backt Brot. Ihre Superkraft? Geduld und Humor – auch bei schwierigen Fällen." Solche Posts geben Gesichtern eine Geschichte.
- Eindrücke von Weiterbildungen oder Teamevents
  Teilen Sie kurze Videos oder Fotos von Seminaren, Workshops oder Praxis-Ausflügen. Zeigen Sie, dass Entwicklung bei Ihnen aktiv gefördert wird. Beispiel: „Heute unterwegs beim Workshop ‚Atem & Bewegung' – inspirierend, wie neue Impulse unser Team bereichern!" Das zeigt Engagement und Lernkultur.
- Inspirierende Zitate oder Achtsamkeitsmomente
  Ein kurzer Gedanke zum Wochenstart oder ein Zitat, das Ihre Haltung widerspiegelt, kann viel Wirkung entfalten. Beispiel: „Ein Moment zum Durchatmen – bevor der nächste Patient kommt." ‚Bewusst sein statt nur funktionieren.' Das vermittelt Werte und Ruhe.
- Humorvolle Einblicke in den Arbeitsalltag
  Kleine, menschliche Situationen schaffen Nähe. Beispiel: „Wenn der neue Gymnastikball mehr Aufmerksamkeit bekommt als der Chef – Teamalltag in unserer Praxis!" Humor zeigt Leichtigkeit und Teamgeist.

Praxisbeispiel für eine Kampagne
Eine Physiotherapiepraxis startete auf Instagram die Reihe „Gesichter unserer Woche". Jeden Freitag stellte ein Teammitglied einen Moment vor, der sie oder ihn berührt hatte – sei es ein Dank eines/einer Patient*in, ein gemeinsamer Erfolg oder ein persönlicher Lernmoment. Die Beiträge waren kurz, ehrlich und oft spontan – manchmal nur ein Selfie mit einem kleinen Text aus dem Alltag. Innerhalb weniger

Wochen entwickelte sich die Reihe zum meistgeteilten Content der Praxis. Sie zeigte echte Emotionen, förderte das Gemeinschaftsgefühl im Team und führte zu mehreren Initiativbewerbungen – nicht, weil sie perfekt produziert war, sondern weil sie berührte.

Auch andere Praxen setzen auf ähnliche Strategien mit großem Erfolg: Eine Ergotherapiepraxis startete die Serie „Ein Tag mit …", in der Mitarbeiter*innen jeweils einen Arbeitstag filmisch begleiten – vom Ankommen bis zum Feierabend. So erhielten Bewerber*innen einen realistischen, sympathischen Einblick in den Alltag. Eine Logopädiepraxis wiederum veröffentlichte regelmäßig „Danke-Momente der Woche" – kurze Posts, in denen sich das Team bei Kolleg*innen, Patient*innen oder Kooperationspartnern bedankte. Diese Kultur der Wertschätzung übertrug sich sichtbar auf das Praxisimage. Und eine große interdisziplinäre Praxis ging noch einen Schritt weiter: Sie führte die Kategorie „Fehler, aus denen wir gelernt haben" ein. Offen, humorvoll und selbstreflektiert teilte das Team kleine Missgeschicke und was es daraus gelernt hatte. Diese ehrliche Haltung machte die Praxis sympathisch und menschlich – und stärkte gleichzeitig das Vertrauen in die Führungskultur.

3.5 Praxistipp – Mini-Strategie: Social Recruiting in fünf Schritten

1. Klarheit über die eigene Arbeitgeber*innenbotschaft

   Überlegen Sie sich, wofür Ihre Praxis steht und welches Gefühl Sie vermitteln möchten. Geht es um Achtsamkeit, Teamgeist oder Lebensfreude? Eine Praxis in Köln wählte den Slogan „Mit Herz behandeln, mit Kopf denken, mit Freude wirken" – und nutzte ihn als Leitmotiv für alle Posts.
2. Fokussierung auf die passenden Kanäle

   Wählen Sie die Plattform, die zu Ihrem Stil passt. Instagram schafft emotionale Nähe mit Fotos und kurzen Videos, LinkedIn stärkt Ihr professionelles Netzwerk und Facebook ist besonders für lokale Sichtbarkeit geeignet. Beispiel: Eine Landpraxis nutzt Facebook, um regionale Events zu teilen und in Dorfforen präsent zu sein, während auf Instagram Einblicke in den Praxisalltag folgen.
3. Realistische Planung

   Qualität schlägt Quantität. Ein bis zwei authentische Beiträge pro Woche reichen aus, wenn sie regelmäßig erscheinen. Eine kleine Praxis stellte fest, dass feste Posting-Tage („#Montag-Moment" und „#Freitag-Gefühl") die Verlässlichkeit erhöhen und Routine schaffen.

4. Storytelling statt Werbung

   Erzählen Sie Geschichten – keine Stellenanzeigen im Werbestil. Statt „Wir suchen Verstärkung" heißt es besser: „Unsere liebe Kollegin Anna zieht in eine andere Stadt – wir suchen jemanden, der ihre Lächel-Spur fortsetzt." Solche Formulierungen wirken menschlich, nahbar und emotional.
5. Teambeteiligung

   Lassen Sie Ihr Team mitreden und mitgestalten. Wenn Mitarbeiter*innen selbst kurze Beiträge posten dürfen – etwa über ihre Lieblingsübungen, Patient*innenerlebnisse oder Aha-Momente aus Fortbildungen – entsteht Identifikation. Eine Praxis führte eine monatliche „Social-Media-Stunde" ein, in der gemeinsame Ideen gesammelt und Posts vorbereitet wurden. Das Ergebnis: mehr Engagement, mehr Freude – und ein Team, das stolz auf seine Außenwirkung ist.

3.6 Praxistipp – Content-Ideenliste: Wie kann ich auf Social Media posten, um Mitarbeiter*innen anzusprechen?

Themenbereich	Ideen, Beispiele
Team & Kultur	Porträts von Mitarbeiter*innen, Geburtstagsmomente, Teamevents, gemeinsames Mittagessen oder Spaziergänge in der Mittagspause
Fortbildung & Entwicklung	Fotos von Seminaren, Workshopeindrücke, neue Zertifikate, Weiterbildungsplanung, Literaturempfehlungen
Praxisalltag	Einblicke in Routinen, Geräte, Therapieformen oder humorvolle Momente
Werte & Haltung	Kurze Statements, z. B. „Ich geh zum Sport, Du auch?"
Jobangebote	Emotional formulierte Stellenanzeigen, z. B. „Wir suchen Hände mit Herz und Kopf voller Ideen".

Sichtbarkeit entsteht durch Offenheit – nicht durch Werbung

Mitarbeiter*innengewinnung bedeutet heute, neue Wege zu denken und digitale Möglichkeiten bewusst zu nutzen. Neben den sozialen Medien eröffnen sich zahlreiche innovative Formen, um potenzielle Teammitglieder auf authentische Weise anzusprechen. Geografisch zielgerichtete Anzeigen auf Meta (Facebook und Instagram) ermöglichen es, gezielt Therapeut*innen im Umkreis zu erreichen – genau dort, wo sie sich online bewegen. So können offene Stellen nicht nur beworben, sondern mit einem Gefühl verknüpft werden: Wie ist es, Teil dieses Teams zu sein?

Ein ebenso wichtiger Baustein ist ein gepflegtes Google-Business-Profil. Aktuelle Bilder, authentische Bewertungen und klare Informationen über das Praxisteam oder offene Positionen vermitteln Professionalität und Transparenz. Wer hier regelmäßig aktiv ist, bleibt sichtbar – auch für jene, die nicht aktiv suchen, sondern zufällig auf die Praxis stoßen.

Darüber hinaus gewinnen Podcasts, Blogs und kurze Interviews mit Mitarbeiter*innen zunehmend an Bedeutung. Sie bieten Raum, Haltung und Persönlichkeit spürbar zu machen. Ein kurzes Mitarbeiter*innengespräch über Motivation, Fachinteresse oder Teamkultur wirkt oft überzeugender als jede Stellenanzeige. So können potenzielle Bewerber*innen die Menschen hinter der Praxis kennenlernen, bevor sie überhaupt Kontakt aufnehmen.

Digitale Kommunikation ersetzt dabei nicht das persönliche Gespräch – sie bereitet es vor. Sie schafft Vertrauen, weckt Neugier und öffnet Türen, die früher verschlossen blieben. Denn erfolgreiche Mitarbeiter*innengewinnung entsteht nicht durch Werbung, sondern durch gelebte Offenheit, Echtheit und den Mut, sichtbar zu werden. Wer zeigt, wie es sich anfühlt, Teil des Teams zu sein, zieht jene an, die wirklich passen. Menschen entscheiden sich nicht für eine Stelle – sie entscheiden sich für ein Gefühl.

Weiterführende Literatur

Müssig H (2019) Employer Branding: Mit Strategie zur starken Arbeitgebermarke. Springer Gabler, Wiesbaden

Rotthaus S (2023) Total recruiting: Wie Sie den Personalmangel für Ihre Klinik in den Griff bekommen

Schulz von Thun F (2019) Führen – Leisten – Leben. Rowohlt, Reinbek

Werny AF (2021) Erfolgreiches Personalrecruiting mittels Employer Branding. Books on Demand

Bewerbungsprozess als Visitenkarte

4

Bedenken Sie stets: Der erste Eindruck entsteht nicht am ersten Arbeitstag – sondern im ersten Moment der Begegnung. Der Bewerbungsprozess ist häufig der erste direkte Kontakt, den ein potenzielles Teammitglied zu Ihnen als Arbeitgeber*in aufnimmt. In dieser Phase entscheidet sich, ob sich jemand willkommen, gesehen und wertgeschätzt fühlt – oder ob die Reise endet, bevor sie überhaupt begonnen hat.

In Zeiten des Fachkräftemangels ist der Bewerbungsprozess längst keine reine Formalität mehr. Er ist ein strategisches Instrument, um eine Beziehung aufzubauen und Vertrauen zu schaffen. Jede Nachricht, jede Reaktion und jede Begegnung prägen das Bild, das Bewerber*innen von Ihrer Praxis gewinnen. Und dieses Bild entsteht schneller, als viele Praxisinhaber*innen vermuten. Schon die Art, wie eine Stellenanzeige formuliert ist, wie schnell eine Antwort erfolgt oder wie transparent die nächsten Schritte beschrieben werden, sendet eine Botschaft: „Wir nehmen dich ernst – oder auch nicht."

Bewerber*innen spüren sehr genau, ob der Prozess durchdacht ist, ob Wertschätzung sichtbar wird und ob die Kommunikation authentisch bleibt. Menschen suchen heute nicht nur eine Anstellung; sie suchen ein Umfeld, in dem sie sich entfalten, entwickeln und sicher fühlen können. Diese Bedürfnisse zeigen sich bereits im ersten Kontakt – und wer sie erkennt, schafft einen klaren Wettbewerbsvorteil.

Ein Bewerbungsprozess, der Klarheit, Struktur und Wärme ausstrahlt, wirkt wie eine Einladung. Eine Einladung, sich zu zeigen. Eine Einladung, in Kontakt zu kommen. Und eine Einladung, sich vorzustellen, wie es wäre, Teil dieses Teams zu werden. Diese Einladung muss nicht groß oder aufwendig sein – sie muss ehrlich sein. Denn Bewerber*innen erinnern sich weniger an perfekte Abläufe als an das Gefühl, das ihnen vermittelt wurde.

D. Marchadier, *Unternehmensführung in der Physiotherapie*,
https://doi.org/10.1007/978-3-662-73166-6_4

Ein gelungener Bewerbungsprozess beginnt daher mit aufrichtiger Aufmerksamkeit. Das bedeutet nicht, jeden Schritt zu perfektionieren, sondern jeden Schritt bewusst zu setzen. Dazu gehören eine zeitnahe Rückmeldung ebenso wie ein freundlicher Ton, klare Informationen, gut vorbereitete Gespräche und das Gefühl, dass die Zeit des Bewerbers oder der Bewerberin ebenso wertvoll ist wie die eigene.

Praxisinhaber*innen sollten sich bewusst machen: Für potenzielle Mitarbeiter*innen ist der Bewerbungsprozess ein Spiegel der späteren Zusammenarbeit. Wer bereits im Vorfeld Verlässlichkeit, Transparenz und Wertschätzung zeigt, weckt Vertrauen und legt den Grundstein für eine langfristige und stabile Bindung. Umgekehrt können Unklarheiten, Verzögerungen oder fehlende Rückmeldungen den Eindruck hinterlassen, dass Organisation, Kommunikation oder Wertschätzung im späteren Arbeitsalltag ähnlich ausfallen könnten.

Der Bewerbungsprozess ist damit weit mehr als ein administrativer Ablauf. Er ist Ihre Visitenkarte, Ihr erstes Versprechen und Ihre Gelegenheit, schon vor dem ersten Gespräch eine Beziehung zu gestalten. Und wie in jeder guten Beziehung zählt vor allem eines: Dass sich Menschen gesehen fühlen. Wenn Sie es schaffen, genau das bereits im Bewerbungsprozess zu vermitteln, beginnt die Zusammenarbeit nicht erst am ersten Arbeitstag – sie beginnt im ersten Moment des Kontakts.

4.1 Von der ersten Kontaktaufnahme bis zum Bewerbungsgespräch

Viele Praxen verlieren Bewerber*innen, weil der Weg zu kompliziert ist. Lange Formulare, standardisierte Mails und unpersönliche Abläufe wirken abschreckend. Wer sich heute bewirbt, erwartet Schnelligkeit, Transparenz und menschliche Kommunikation.

Der erste Eindruck zählt. Wenn der Bewerbungsprozess unnahbar oder bürokratisch wirkt, entsteht Distanz – unabhängig von der Qualität des Arbeitsplatzes. Ein moderner Bewerbungsprozess beginnt mit Leichtigkeit und endet mit Vertrauen.

Grundprinzipien eines modernen Bewerbungsprozesses

Einfachheit: Der Einstieg in den Prozess muss leicht und barrierefrei sein. Interessierte sollten sich innerhalb weniger Minuten bewerben können – ohne unnötige Hürden.

Persönlichkeit: Jede Kommunikation sollte Wertschätzung und echtes Interesse ausdrücken. Eine persönliche Ansprache wirkt stärker als jede standardisierte Antwort.

Schnelligkeit: Zeitnahe Rückmeldungen signalisieren Professionalität und Respekt. Eine Antwort innerhalb von 24 h ist heute kein Luxus mehr, sondern ein klares Qualitätsmerkmal.

Eine Bewerbung per WhatsApp, über ein kurzes Online-Formular oder eine Direktnachricht auf Instagram kann der Beginn einer erfolgreichen Zusammenarbeit sein. Fachliche Unterlagen können später nachgereicht werden – entscheidend ist der Kontakt auf Augenhöhe, der schnell und unkompliziert zustande kommt. Ich empfehle Ihnen, es den Bewerbern leicht zu machen, bei Ihnen anzuklopfen – und sorgen Sie dafür, dass sich jede Antwort nach Willkommen anfühlt.

4.2 Wie ein positiver Bewerbungsprozess Vertrauen schafft

Das Vorstellungsgespräch ist kein Verhör, sondern eine Einladung. Ziel ist es nicht, Schwächen zu entlarven, sondern Potenziale zu erkennen. Eine wertschätzende Gesprächsatmosphäre sagt mehr über Sie als Arbeitgeber*in aus als jede Broschüre.

Laden Sie Bewerber*innen auf einen Kaffee ein, zeigen Sie die Praxisräume, stellen Sie kurz das Team vor. So entsteht Vertrauen. Eine offene, herzliche Begegnung lässt sich nicht inszenieren – sie entsteht, wenn man wirklich interessiert ist.

Kurze Hospitationen oder ein gemeinsamer Praxistag können helfen, ein realistisches Bild voneinander zu bekommen. So entsteht ein beidseitiges Gefühl von Sicherheit und Passung.

4.3 Praxistipp – Dos and Don'ts im Bewerbungsprozess

Meine Erfahrung hat gezeigt: Geschwindigkeit schlägt Perfektion.

In der heutigen Arbeitswelt zählt Schnelligkeit mehr als je zuvor – besonders im Recruiting. Wer Tage oder gar Wochen auf eine Rückmeldung warten lässt, verliert meist genau die Menschen, die man eigentlich gewinnen möchte. Wenn Sie erst nach zwei oder drei Wochen antworten, ist die Entscheidung in vielen Fällen längst gefallen – zugunsten einer Praxis, die schneller reagiert hat.

Eine Rückmeldung innerhalb von 24 h auf jede Anfrage ist daher kein organisatorisches Extra, sondern ein klarer Wettbewerbsvorteil. Sie signalisiert Respekt und Wertschätzung: „Ihre Zeit ist wertvoll – und Ihr Interesse an uns ist willkommen."

Gerade in Zeiten des Fachkräftemangels ist Geschwindigkeit ein Zeichen von Professionalität. Sie zeigt, dass Prozesse durchdacht, Abläufe klar und Kommunikationswege offen sind. Eine zügige, freundliche Antwort auf eine Bewerbung oder Anfrage macht den entscheidenden Unterschied – selbst, wenn sie zunächst nur ein kurzer Zwischenbescheid ist: „Vielen Dank für Ihr Interesse! Wir melden uns in Kürze mit einem Terminvorschlag für ein Kennenlernen."

Ein moderner Bewerbungsprozess ist kein Luxus, sondern Ausdruck einer Haltung: Wir sind interessiert, wir sind offen, und wir schätzen Ihre Zeit. Das bedeutet auch, Bewerbungen unkompliziert zu gestalten

4.4 Auswahlkriterien: Wer passt wirklich zur Praxis?

Nicht jede qualifizierte Fachkraft ist automatisch die richtige Wahl für Ihr Team. Fachliche Qualifikation ist wichtig – aber sie ist nur eine von mehreren Dimensionen, die über eine gelingende Zusammenarbeit entscheiden. Die zentrale Frage lautet deshalb: „Wer passt zu unserer Kultur, zu unseren Werten und zu unserer Haltung?"

Die besten Teams entstehen dort, wo Kompetenz, Kommunikation und Charakter miteinander harmonieren. Fachwissen lässt sich erweitern, aber Haltung, Empathie und Teamgeist sind kaum vermittelbar – sie müssen spürbar vorhanden sein.

Fachliche Kompetenz ist die Grundlage jeder professionellen Arbeit. Es lohnt sich, zu prüfen, welche Qualifikationen und Spezialisierungen ein*e Bewerber*in mitbringt und ob diese zu den Schwerpunkten Ihrer Praxis oder zu zukünftigen Entwicklungsthemen passen. Ebenso entscheidend ist die Bereitschaft, Neues zu lernen und sich weiterzubilden. Menschen, die offen bleiben und ihr Wissen aktiv erweitern, bringen langfristig mehr Wert als reine Fachspezialist*innen ohne Entwicklungsmotivation.

Doch Kompetenz allein genügt nicht. Soziale und kommunikative Fähigkeiten sind im therapeutischen Alltag ebenso zentral. Wie geht die Person mit Patient*innen, Kolleg*innen und Vorgesetzten um? Strahlt sie Ruhe, Klarheit und Empathie aus? Kann sie sich in ein bestehendes Team integrieren, ohne ihre eigene Persönlichkeit aufzugeben? Besonders in Praxen mit engem Austausch und interdisziplinärer Zusammenarbeit entscheidet die kommunikative Haltung über den Alltagserfolg.

Ebenso wichtig ist die Haltung und Werteorientierung. Teilt die Person die zentralen Werte Ihrer Praxis – etwa Achtsamkeit, Menschlichkeit, Humor oder Verantwortungsbewusstsein? Wie steht sie zu Themen wie Selbstreflexion, Kollegialität und gemeinsamer Entwicklung? Bewerber*innen, die dieselben

Grundprinzipien leben, werden sich schneller zugehörig fühlen und zur Kultur beitragen. Denn Werte sind das unsichtbare Fundament jeder Zusammenarbeit – sie bestimmen, wie Entscheidungen getroffen, Konflikte gelöst und Erfolge gefeiert werden.

Schließlich zählen auch die Motivation und Zukunftsperspektive. Warum möchte die Person gerade in Ihrer Praxis arbeiten? Was sucht sie – Stabilität, Entwicklung, neue Herausforderungen oder ein Umfeld, in dem sie ihre Stärken entfalten kann? Menschen, die eine klare Vision für ihre Rolle im Team haben, bringen Energie und Richtung mit. Es geht also nicht nur darum, jemanden zu finden, der die Aufgaben erfüllen kann, sondern jemanden, der mitgestalten will.

Bewerbungsgespräche sind keine Prüfungen – sie sind Begegnungen. Zwei Seiten dürfen sich gegenseitig kennenlernen und prüfen, ob sie wirklich zueinander passen. Denn wahre Passung entsteht nicht auf Papier, sondern in der gemeinsamen Haltung, im gegenseitigen Respekt und in dem Gefühl: Hier bin ich richtig.

► Führen Sie Auswahlgespräche immer zu zweit. Eine zweite Perspektive hilft, Eindrücke zu reflektieren und das Bauchgefühl mit objektiven Kriterien zu verbinden. So wird aus Intuition eine fundierte Entscheidung.

4.5 Digitale Bewerbungsprozesse und Online-Interviews

Die Digitalisierung hat den Bewerbungsprozess verändert. Online-Interviews sind heute selbstverständlich – besonders bei Bewerbungen überregionaler Kandidat*innen oder wenn ein erstes Kennenlernen flexibel und kurzfristig stattfinden soll.

Ein virtuelles Gespräch ersetzt nicht die persönliche Begegnung, kann sie aber optimal vorbereiten. Es signalisiert Professionalität, Offenheit und Struktur.

Vorbereitung auf das Online-Interview
Eine gute Vorbereitung ist der Schlüssel für ein gelungenes Bewerbungsgespräch – insbesondere online. Sie sorgt dafür, dass das Gespräch nicht nur reibungslos, sondern auch angenehm, professionell und menschlich verläuft. Denn der erste Eindruck zählt – für beide Seiten.

Technische Basis

Noch bevor das Gespräch beginnt, sollten alle technischen Voraussetzungen überprüft sein. Eine stabile Internetverbindung, gute Beleuchtung und ein neutraler, ruhiger Hintergrund sind essenziell, um eine konzentrierte Gesprächsatmosphäre zu schaffen. Das wirkt nicht nur professionell, sondern zeigt Respekt gegenüber der Zeit des/der Bewerber*in. Verwenden Sie Ihren Praxisnamen als Benutzernamen – das schafft Orientierung und wirkt vertrauenswürdig. Ein kurzer Technik-Check vorab (Ton, Kamera, Licht) verhindert unangenehme Unterbrechungen und signalisiert: „Wir nehmen dieses Gespräch ernst."

Atmosphäre

Auch online zählt die persönliche Note. Beginnen Sie pünktlich, begrüßen Sie Ihr Gegenüber freundlich und bedanken Sie sich für die investierte Zeit. Ein Lächeln, eine aufrechte Haltung und ein wertschätzender Tonfall schaffen sofort Vertrauen – selbst über den Bildschirm. Eine positive Gesprächsatmosphäre entsteht, wenn sich der/die Bewerber*in willkommen fühlt und merkt, dass echtes Interesse besteht. Ein warmer Einstieg wie „Schön, dass Sie sich für unsere Praxis interessieren" oder „Ich freue mich, Sie heute kennenzulernen" öffnet das Gespräch und erleichtert den Austausch.

Gesprächsstruktur

Ein gelungenes Online-Gespräch folgt einer klaren und transparenten Struktur. Das sorgt für Orientierung und vermeidet Unsicherheiten.

- Einleitung: Stellen Sie kurz die Praxis vor – ihre Schwerpunkte, das Team, die Arbeitsweise und die Philosophie. Hier darf spürbar werden, wofür Sie stehen.
- Kennenlernphase: Geben Sie der Bewerberin oder dem Bewerber Raum, sich vorzustellen. Stellen Sie offene Fragen, die nicht nur auf Fakten zielen, sondern auf Motivation und Persönlichkeit: „Was begeistert Sie an Ihrem Beruf?" oder „Welche Arbeitsumgebung lässt Sie Ihr Bestes geben?" So entsteht ein echtes Gespräch statt eines Frage-Antwort-Spiels.
- Ausblick: Klären Sie am Ende den weiteren Ablauf. Erklären Sie, wann und wie ein Feedback erfolgt, und bedanken Sie sich erneut für das Interesse. Ein klarer Abschluss wie „Sie hören spätestens bis Freitag von uns" schafft Verlässlichkeit und zeigt Professionalität.

Dauer

20 bis 30 min sind ideal für ein erstes Online-Kennenlernen. Das Gespräch bleibt dadurch fokussiert, ohne oberflächlich zu wirken. Zu lange Gespräche können ermüden und das Wesentliche verwässern, während zu kurze den Eindruck von Desinteresse hinterlassen. Eine angenehme Gesprächsdauer zeigt, dass Sie den/die Bewerber*in ernst nehmen – und gleichzeitig respektvoll mit seiner Zeit umgehen.

Ein strukturiertes, herzliches und technisch gut vorbereitetes Online-Gespräch ist mehr als ein organisatorischer Schritt – es ist der erste Moment, in dem sich beide Seiten begegnen. Hier entscheidet sich oft, ob aus Interesse Begeisterung wird – und aus einem Gespräch vielleicht eine zukünftige Zusammenarbeit.

Inhalte und Leitfragen für das Online-Gespräch

Ein Online-Interview ist besonders dann erfolgreich, wenn es persönlich wirkt – wenn also echtes Interesse spürbar wird und Raum für Persönlichkeit entsteht. Statt geschlossener Standardfragen braucht es offene, dialogorientierte Fragen, die zum Erzählen einladen und den Menschen hinter dem Lebenslauf sichtbar machen. Doch bevor Sie solche Fragen stellen, lohnt es sich, selbst kurz innezuhalten und zu reflektieren: Welche Werte und Haltungen prägen meine Praxis – und wen möchte ich wirklich in meinem Team haben?

Diese innere Klärung ist entscheidend. Wer sich über seine eigenen Werte im Klaren ist, stellt andere Fragen – und hört anders zu. Wenn Sie wissen, wofür Ihre Praxis steht, können Sie im Gespräch gezielter erkennen, ob jemand zu Ihrer Kultur passt. Fragen nach Teamgeist, Umgang mit Stress oder persönlicher Motivation entfalten ihre Wirkung nur, wenn sie auf einer klaren inneren Haltung basieren.

Beispielhafte Leitfragen, die Persönlichkeit sichtbar machen:

- Was hat Sie motiviert, Physiotherapeut*in oder Therapeut*in zu werden?
- Was bedeutet für Sie gute Teamarbeit – und wie sieht sie im Alltag aus?
- Welche Arbeitsumgebung bringt Sie zum Strahlen?
- Wie sieht für Sie ein idealer Arbeitstag aus?
- Welche Themen oder Fortbildungen interessieren Sie aktuell besonders?
- Was wünschen Sie sich von einer Praxisleitung?

Solche Fragen öffnen Türen zu echten Gesprächen. Sie laden dazu ein, nicht nur über Qualifikationen, sondern über Werte, Überzeugungen und Haltungen zu sprechen. Und genau dort zeigt sich, ob jemand wirklich zu Ihnen passt – nicht nur fachlich, sondern auch menschlich.

Impuls für Arbeitgeber*innen
Bevor Sie ins Gespräch gehen, fragen Sie sich selbst:

- Welche Werte sind in meiner Praxis unverrückbar?
- Wie möchte ich, dass mein Team miteinander umgeht?
- Welche Haltung wünsche ich mir gegenüber Patient*innen?
- Welche Atmosphäre will ich im Praxisalltag fördern?

Diese Selbstreflexion ist die Grundlage jeder glaubwürdigen Arbeitgeber*innenmarke. Denn wer weiß, wofür er steht, kann authentisch kommunizieren – und zieht Menschen an, die dieselben Werte teilen.

4.6 Praxistipp – Zeit nach dem Gespräch

Nehmen Sie sich nach dem Gespräch einige Minuten Zeit, Ihre Eindrücke festzuhalten – nicht nur, was gesagt wurde, sondern wie es gesagt wurde. Achten Sie auf Ausstrahlung, Präsenz, Körpersprache und emotionale Resonanz. Passt das Gefühl, das der Mensch vermittelt, zu Ihrer Praxisphilosophie? So wird das Online-Interview zu mehr als einer formalen Abfrage – es wird zu einer echten Begegnung auf Augenhöhe, bei der beide Seiten herausfinden dürfen, ob sie zueinander passen.

Nachbereitung und Kommunikation
Auch nach dem Gespräch gilt: Tempo, Transparenz und Wertschätzung.

Ein kurzes Dankeschön per E-Mail oder Nachricht unmittelbar nach dem Gespräch zeigt Professionalität und Respekt. Teilen Sie mit, wann die Bewerberin oder der Bewerber mit einer Rückmeldung rechnen darf – und halten Sie dieses Versprechen unbedingt ein.

> „Schnelligkeit ist die neue Form von Wertschätzung."

Selbst wenn Sie sich gegen eine Person entscheiden, sollte die Kommunikation freundlich und respektvoll bleiben. Eine wertschätzende Absage kann zur Empfehlung führen – oder zu einer späteren Zusammenarbeit, wenn sich neue Möglichkeiten ergeben.

Ein durchdachter, respektvoller Bewerbungsprozess endet nie mit einer Absage, sondern mit einem positiven Eindruck.

Der Bewerbungsprozess als Spiegel deiner Praxis
Der gesamte Bewerbungsprozess ist mehr als eine organisatorische Notwendigkeit – er ist Ihre Visitenkarte als Arbeitgeber*in. In jeder Nachricht, jedem Gespräch und jeder Reaktion spiegelt sich die Kultur Ihrer Praxis wider.

Bewerber*innen, die sich gesehen und wertgeschätzt fühlen, erinnern sich daran – unabhängig davon, ob sie die Stelle antreten oder nicht. So wird der Bewerbungsprozess zu einem authentischen Ausdruck dessen, was Ihr Team ausmacht: Offenheit, Menschlichkeit und Professionalität.

Weiterführende Literatur

Besser R, Besser M (2021) Recruiting: Grundlagen, Trends und Praxis der modernen Personalgewinnung. Springer Gabler, Wiesbaden

Brickwedde W (2020) Praxishandbuch Bewerbermanagement. Springer Gabler, Wiesbaden

Holtgrewe T (2021) Professionelle Online-Interviews: Tools – Gestaltung – Wirkung. Springer Gabler, Wiesbaden

5 Quereinsteiger und Fachkräfte aus anderen Bereichen

Im Recruiting lohnt sich ein Blick über den Tellerrand. Die klassische Suche nach fertig ausgebildeten Physiotherapeut*innen ist wichtig, aber sie greift in Zeiten des Fachkräftemangels oft zu kurz. Wer immer nur dieselbe Zielgruppe anspricht, wird auch immer nur dieselben Ergebnisse bekommen. Die Realität zeigt: Viele Praxen konkurrieren um dieselben wenigen verfügbaren Fachkräfte – und verlieren damit wertvolles Potenzial aus dem Blick.

Die Zukunft liegt nicht ausschließlich in ausgebildeten Therapeut*innen, sondern auch in alternativen Karrierewegen, Quereinsteiger*innen und interdisziplinärer Zusammenarbeit. Menschen mit anderen beruflichen Hintergründen bringen frische Perspektiven, wertvolle Soft Skills und häufig eine hohe intrinsische Motivation mit. Sie eröffnen neue Möglichkeiten in der Teamstruktur, im Service, in der Organisation und sogar in therapeutischen Assistenzfunktionen – dort, wo das Gesetz es zulässt und Weiterbildungen sinnvoll anschließen.

Quereinsteiger*innen kommen oft mit einem besonderen Geschenk: Sie entscheiden sich bewusst für eine Veränderung. Diese Entscheidung ist selten spontan. Sie ist Ausdruck einer tiefen Bereitschaft, sich zu entwickeln, sich einzubringen und einen neuen beruflichen Sinn zu finden. Wer eine so klare Motivation mitbringt, ist häufig loyal, lernbereit und engagiert – drei Eigenschaften, die fachliche Kompetenzen langfristig mittragen und übertreffen können.

Gleichzeitig eröffnen internationale Fachkräfte eine weitere wertvolle Möglichkeit. Viele von ihnen verfügen über eine hohe fachliche Qualifikation, unterschiedliche therapeutische Sichtweisen und eine bemerkenswerte Lernbereitschaft. Doch sie brauchen Unterstützung: transparente Prozesse, sprachliche Begleitung, kulturelle Orientierung und eine Anerkennung ihrer vorhandenen Kompetenzen. Wer

D. Marchadier, *Unternehmensführung in der Physiotherapie*,
https://doi.org/10.1007/978-3-662-73166-6_5

hier investiert, gewinnt nicht nur Mitarbeiter*innen, sondern Perspektivträger*innen, die das Team bereichern und erweitern.

Auch Weiterbildungsinteressierte sollten in einer langfristigen Recruitingstrategie nicht unterschätzt werden. Menschen, die vielleicht noch keine abgeschlossene physiotherapeutische Ausbildung besitzen, jedoch großes Interesse an Gesundheit, Bewegung oder Therapie mitbringen, können durch gezielte Fortbildungen und intelligente Teamstrukturen zu wertvollen Säulen einer Praxis werden. Ob als Trainingsbetreuer*innen, Rehasport-Leiter*innen, Praxismanager*innen, medizinische Assistenzkräfte oder im Bereich Prävention – überall dort, wo Professionalität, Empathie und Motivation gefragt sind, finden sich Potenziale, die nur darauf warten, entdeckt zu werden.

Entscheidend ist, dass Quereinsteiger*innen und internationale Fachkräfte nicht nur „mitlaufen", sondern integriert, begleitet und weiterentwickelt werden. Sie benötigen klare Ansprechpartner*innen, strukturierte Einarbeitung und einen Entwicklungsplan, der zeigt: Hier darfst du wachsen. Eine solche Haltung stärkt nicht nur die Bindung, sondern schafft eine Kultur, in der Menschen unabhängig von ihrem Ursprung ihren Platz finden können.

Dieses Kapitel zeigt, wie Sie Quereinsteiger*innen, Weiterbildungsinteressierte und internationale Fachkräfte erfolgreich für Ihre Praxis gewinnen – und wie Sie eine Struktur schaffen, die Integration und Entwicklung ermöglicht. Sie erfahren, welche Kompetenzen aus anderen Branchen besonders wertvoll sind, wie Sie Bewerbungsprozesse für diverse Zielgruppen öffnen und warum ein heterogenes Team langfristig zu größerer Stabilität und Innovationskraft führt. Denn manchmal liegt die beste Ergänzung für Ihr Team nicht im klassischen physiotherapeutischen Werdegang, sondern in einem Menschen, der mutig genug ist, neu zu beginnen – und in einer Praxisleitung, die bereit ist, diesen Weg zu begleiten.

5.1 Möglichkeiten für Quereinsteiger*innen

Quereinsteiger*innen können eine echte Bereicherung sein – sowohl für das Teamklima als auch für die Arbeit mit Patient*innen. Sie bringen oft fachfremde Kompetenzen mit, die das therapeutische Spektrum Ihrer Praxis erweitern: pädagogische Fähigkeiten, Coaching-Kompetenz, Bewegungsverständnis, Organisationstalent oder kommunikative Stärke.

Neue Zielgruppen denken

In Zeiten, in denen qualifizierte Fachkräfte rar sind, lohnt es sich, den Blick zu weiten und neue Zielgruppen in den Fokus zu nehmen. Potenzielle Quereinsteiger*innen können eine wertvolle Bereicherung für das Team sein – nicht, weil sie denselben beruflichen Hintergrund haben, sondern weil sie mit frischen Perspektiven, Haltung und Lebenserfahrung kommen.

Viele Berufsgruppen bringen Fähigkeiten mit, die hervorragend in therapeutische Praxen passen. Sporttrainer*innen und Personal Coaches verfügen über fundiertes Bewegungswissen, Motivationserfahrung und ein geschultes Körperbewusstsein. Sie verstehen es, Menschen zu begleiten, Ziele zu setzen und Dranbleiben zu fördern – Kompetenzen, die in der Physiotherapie von großem Wert sind.

Ebenso spannend sind Yoga- und Pilates-Lehrkräfte, die über tiefes Wissen zu Atmung, Achtsamkeit und Körperwahrnehmung verfügen. Gerade in ganzheitlichen Therapiekonzepten können sie Impulse geben, die klassische Behandlungsansätze wunderbar ergänzen. Sie bringen Ruhe, Bewusstheit und oft auch einen besonderen Zugang zu mentaler Stärke mit – Qualitäten, die Patient*innen unmittelbar spüren.

Auch Pflegekräfte und medizinische Fachangestellte sind potenzielle Teamverstärker. Sie kennen medizinische Abläufe, verstehen Dokumentation, Hygiene und Patient*innenkommunikation und bringen ein tiefes Verständnis für Empathie und Belastbarkeit mit. Ihre Erfahrung mit Menschen in unterschiedlichen Lebenslagen kann das therapeutische Team entscheidend bereichern.

Darüber hinaus können Tanzpädagog*innen oder Bewegungstherapeut*innen wertvolle neue Perspektiven einbringen. Ihre Arbeit ist geprägt von Kreativität, Rhythmusgefühl und Ausdrucksarbeit – Aspekte, die Bewegung, Wahrnehmung und Lebensfreude miteinander verbinden. Sie fördern Körperintelligenz und bringen eine spielerische Leichtigkeit in den Praxisalltag.

Was all diese Berufsgruppen eint, ist eine gemeinsame Haltung: der Wunsch, etwas Sinnvolles zu tun, Menschen zu begleiten und Gesundheit zu fördern. Genau hier liegt das große Potenzial. Quereinsteiger*innen bringen häufig das mit, was man nicht lehren kann – Empathie, Leidenschaft und Lebenserfahrung.

Für Praxen bedeutet das: Wer bereit ist, über klassische Berufsgrenzen hinauszudenken, kann ein Team formen, das vielfältiger, kreativer und menschlich reicher ist. Mit gezielter Einarbeitung, offener Kommunikation und einem klaren Werterahmen lassen sich so neue Kräfte gewinnen – Menschen, die nicht nur fachlich, sondern auch menschlich passen und das Team auf eine ganz neue Weise inspirieren.

Strukturierte Einarbeitung als Schlüssel

Damit der Einstieg gelingt, braucht es ein klar strukturiertes Einarbeitungskonzept. Ein Plan über mehrere Wochen mit klaren Lernzielen, Mentor*innen im Team und Feedbackschleifen sorgt für Sicherheit auf beiden Seiten.

5.2 Praxistipp – strukturierte Einarbeitung

Ein gut strukturiertes Einarbeitungsheft oder digitales Lernboard ist für Quereinsteiger*innen ein wertvolles Instrument, um sich schnell zurechtzufinden und sicher im Praxisalltag zu bewegen. Es vermittelt nicht nur Abläufe, sondern auch Haltung, Werte und die Kultur der Praxis – also wie gearbeitet und miteinander umgegangen wird. So entsteht von Beginn an Orientierung und Vertrauen, und aus Unsicherheit wird Schritt für Schritt Routine.

Ein Lernboard kann analog als Ringbuch oder digital über Tools wie Notion, Trello oder Microsoft Teams gestaltet werden. Wichtig sind eine klare Struktur, verständliche Sprache und eine ansprechende, übersichtliche Gestaltung.

Beispiel für den Aufbau eines digitalen Lernboards:

1. Willkommen & Orientierung
   - Begrüßung durch die Praxisleitung (gern mit einem kurzen Video oder persönlichem Schreiben)
   - Leitbild und Werte der Praxis: „Wofür wir stehen“
   - Organigramm oder Teamvorstellung mit Fotos und Zuständigkeiten
   - Checkliste für die ersten Tage (Zugangsdaten, Ansprechpartner*innen, Arbeitskleidung etc.)

2. Praxisorganisation & Abläufe
   - Überblick über Öffnungszeiten, Terminplanung und Patient*inneneinteilung
   - Dokumentationsstandards und Datenschutzrichtlinien
   - Interne Kommunikationswege: Wer ist wofür Ansprechpartner*in? Wie läuft die Übergabe?
   - Umgang mit Technik: Praxissoftware, Telefon, Online-Terminbuchung

3. Therapie & Behandlungskultur
   - Leitfaden für den Umgang mit Patient*innen (Begrüßung, Aufklärung, Feedbackkultur)
   - Beispielhafte Behandlungsabläufe oder Standardprozesse
   - Haltung der Praxis zu Themen wie Achtsamkeit, Berührung, Sprache und Motivation
   - „Dos and Don’ts“ im Umgang mit schwierigen Situationen oder Beschwerden

4. Teamkultur & Kommunikation
   - Interne Rituale (z. B. Montags-Check-in, gemeinsame Mittagspause, Feedbackrunden)

- Kommunikationsleitfaden: wertschätzende Sprache, Feedback geben und annehmen
- Übersicht über Fortbildungsangebote und Entwicklungsmöglichkeiten
- Impulse zu Selbstfürsorge und Work-Life-Balance

5. Lernbereich & Reflexion
   - Kurze Lernvideos oder Präsentationen zu häufigen Fragen
   - Aufgaben oder Reflexionsfragen: „Was habe ich in meiner ersten Woche gelernt?“
   - Platz für persönliche Notizen, Rückfragen oder Ideen
   - Abschluss-Gesprächsleitfaden mit der Praxisleitung nach der Einarbeitungsphase

Ein solches Lernboard vermittelt nicht nur Wissen, sondern fördert auch Eigenverantwortung und Sicherheit. Neue Mitarbeiter*innen können sich selbstständig einarbeiten, wiederholen und nachschlagen, ohne ständig jemanden fragen zu müssen – das entlastet das Team und stärkt das Selbstvertrauen der Neuen.

Zugleich transportiert das Board subtil die Kultur der Praxis: Offenheit, Struktur und Wertschätzung. Es zeigt, dass Einarbeitung nicht als lästige Pflicht, sondern als Investition in gemeinsames Wachstum verstanden wird.

Wer Quereinsteiger*innen auf diese Weise Orientierung bietet, schafft ideale Voraussetzungen für eine erfolgreiche Integration. Denn wer sich sicher fühlt, kann schneller wirksam werden – und mit Freude Teil des Teams werden.

Rechtliche Rahmenbedingungen
Je nach Aufgabenfeld dürfen Quereinsteiger*innen nicht alle Tätigkeiten eines/einer Physiotherapeut*in übernehmen. Doch viele ergänzende Bereiche sind rechtlich unproblematisch – etwa Training, Prävention, Kursleitung, Assistenz, Organisation oder Kundenkommunikation.

Mit gezielten Weiterbildungen, etwa zur Kursleitung, im Bereich medizinische Fitness oder Prävention nach §20 SGB V, kann sich der Verantwortungsbereich schrittweise erweitern.

5.3 Weiterbildung als Recruiting-Werkzeug

Weiterbildung ist heute weit mehr als ein Bonus – sie ist ein entscheidender Faktor im Wettbewerb um Fachkräfte. Gerade jüngere Therapeut*innen suchen nach Arbeitgeber*innen, die sie aktiv fördern und persönliche Entwicklung ermöglichen, denn Menschen bewerben sich oft wegen des Jobs – und bleiben wegen den Entwicklungsmöglichkeiten.

Lernen als Kultur

Wenn Sie klar kommunizieren, dass Fort- und Weiterbildung bei Ihnen nicht nur erlaubt, sondern erwünscht und gefördert wird – durch zeitliche und finanzielle Unterstützung – positionieren Sie sich automatisch als moderne*r Arbeitgeber*in.

Das kann bedeuten:

- regelmäßige interne Workshops oder Fallbesprechungen,
- Kooperationen mit Fortbildungszentren,
- Unterstützung bei Spezialisierungen (z. B. manuelle Therapie, Neurologie, Osteopathie),
- Zeitbudgets für persönliche Weiterentwicklung.

Mitarbeiter*innen, die lernen dürfen, fühlen sich ernst genommen. Gleichzeitig entsteht ein lebendiges Klima von Wachstum und Austausch, das auch neue Bewerber*innen anzieht.

Beispiel

Eine Praxis kommuniziert auf ihrer Website:

> „Wir fördern Ihre Weiterbildung – fachlich und menschlich. Fünf Fortbildungstage pro Jahr und ein 500-€-Budget sind bei uns selbstverständlich."

Solche Signale bleiben hängen.

Neue Rollenprofile schaffen

Nicht jeder möchte ausschließlich in der Behandlung arbeiten. Viele Therapeut*innen wünschen sich Abwechslung oder neue Aufgabenbereiche. Sie können diesen Wunsch aktiv nutzen, indem Sie neue Rollenprofile entwickeln:

- Kursleitung und Präventionsangebote: z. B. Rückenschule, Atemkurse oder funktionelles Training.
- Social Media & Kommunikation: Mitarbeiter*innen mit Interesse an Contentgestaltung oder Öffentlichkeitsarbeit können hier Verantwortung übernehmen.
- Praxisorganisation & Projektarbeit: Strukturiertes Arbeiten, Digitalisierung oder interne Schulungen.

Diese Vielfalt schafft Motivation, fördert Talente und erweitert zugleich Ihr Bewerber*innenfeld.

5.4 Internationale Fachkräfte gewinnen und integrieren

Der internationale Arbeitsmarkt bietet großes Potenzial für die Physiotherapie. Viele gut ausgebildete Therapeut*innen aus EU-Ländern oder Drittstaaten suchen eine berufliche Perspektive in Deutschland. Sie bringen fachliche Qualität, kulturelle Vielfalt und neue Sichtweisen auf Therapie und Gesundheit mit.

Die Integration internationaler Mitarbeiter*innen ist jedoch kein Selbstläufer. Sie braucht Zeit, Geduld und eine klare Struktur. Wer internationale Fachkräfte will, muss bereit sein, zu investieren – in Sprache, Verständnis und Vertrauen.

Schritte zur erfolgreichen Rekrutierung

1. Anerkennung klären:
   Informieren Sie sich frühzeitig über das Anerkennungsverfahren des jeweiligen Herkunftslandes. Das Landesprüfungsamt oder die Zentralstelle für ausländisches Bildungswesen (ZAB) gibt Auskunft über erforderliche Nachweise.

2. Sprachförderung unterstützen:
   Viele Bewerber*innen verfügen über ein B1- oder B2-Sprachniveau. Praxisinterne Sprachpartnerschaften oder Unterstützung bei Fachsprachkursen helfen, Sicherheit im Berufsalltag zu gewinnen.

3. Integration planen:
   Erstellen Sie einen konkreten Integrationsplan mit Mentoring, Feedbackgesprächen und kulturellem Austausch. Ein Willkommensordner mit Praxisabläufen, Leitbildern und einfachen sprachlichen Erklärungen erleichtert den Einstieg.

5.5 Praxistipp – internationale Mitarbeiter*innensuche

Kooperationen aufbauen: Suchen Sie gezielt die Zusammenarbeit mit Vermittlungsagenturen, Fachschulen oder Kliniken, die internationale Fachkräfte betreuen.

Authentische Arbeitgeber*innenmarke kommunizieren: Auf Ihrer Website oder in Social Media können Sie mehrsprachige Inhalte einbauen – etwa eine englische Kurzvorstellung Ihrer Praxis oder ein Video mit internationalen Teammitgliedern.

Mentoring etablieren: Ein erfahrener Kollege oder eine Kollegin begleitet die neuen Mitarbeiter*innen in den ersten Monaten – fachlich, sprachlich und emotional. Das gibt Orientierung und stärkt Bindung.

► Ein kleines Willkommensgeschenk, ein gemeinsames Essen oder Unterstützung bei Wohnungssuche und Behördengängen sind einfache Gesten mit großer Wirkung.

5.6 Integration als Schlüssel

Integration bedeutet weit mehr als sprachliche Anpassung. Sie ist ein Prozess gegenseitiger Annäherung, der Offenheit, Respekt und Neugierde erfordert.

Ein erfolgreich integriertes Team profitiert von Vielfalt. Unterschiedliche Perspektiven fördern Kreativität, Problemlösungskompetenz und ein breiteres Verständnis für Patient*innen mit unterschiedlichem kulturellem Hintergrund.

Erfolgsfaktoren gelungener Integration:

- klare Einarbeitungsstrukturen und Mentor*innen-System,
- wertschätzende Kommunikation und regelmäßige Feedbackgespräche,
- Unterstützung bei sprachlicher Weiterentwicklung,
- gemeinsames Feiern von Erfolgen und kulturellen Besonderheiten.

> „Integration gelingt, wenn wir verstehen, dass Vielfalt kein Risiko, sondern eine Ressource ist."

Offenheit für Quereinsteiger*innen, Weiterbildung und internationale Fachkräfte ist kein Kompromiss – sie ist eine Zukunftsstrategie. Integration wird dann gelingen, wenn wir verstehen, dass Vielfalt kein Risiko, sondern eine Ressource ist. Wer neue Zielgruppen anspricht und unterschiedliche Kompetenzen integriert, gewinnt nicht nur Mitarbeiter*innen, sondern auch neue Perspektiven.

Teams, die aus verschiedenen beruflichen und kulturellen Hintergründen bestehen, sind resilienter, kreativer und anpassungsfähiger. Sie spiegeln die Vielfalt der Patient*innen wider und können auf individuelle Bedürfnisse besser eingehen.

Weiterführende Literatur

Bertelsmann S (2018) Willkommenskultur gestalten – Handlungsempfehlungen für Unternehmen. Gütersloh
Fuchs M, Gruber A (2021) Kompetenzorientierte Fort- und Weiterbildung in Gesundheitsberufen. Kohlhammer, Stuttgart
Herrmann D (2020) Onboarding: Neue Mitarbeiter erfolgreich integrieren. Springer Gabler, Wiesbaden
Lehmann T (2019) Erfolgreiche Integration internationaler Mitarbeiterinnen. Murmann Verlag, Hamburg
Müller D (2022) Internationale Fachkräfte im Gesundheitswesen. Kohlhammer, Stuttgart
Scheele B (2020) Kompetenzorientiertes Personalmanagement. UTB, Stuttgart
Weber CF (2019) Praxishandbuch Onboarding. Springer Gabler, Wiesbaden

6 Onboarding – der erste Eindruck zählt

„Der erste Eindruck entscheidet, der zweite bestätigt, und der dritte bindet."

Ein klarer Plan für die ersten 100 Tage ist Gold wert. Er schafft Struktur, Sicherheit und Vertrauen. Neue Mitarbeiter*innen wissen, was auf sie zukommt, und erleben, dass ihr Start professionell begleitet wird. Gerade in den ersten Wochen entscheidet sich, ob jemand sich zugehörig fühlt, ob Motivation entsteht – oder Unsicherheit Raum gewinnt.

„Willkommen zu sein ist kein Zufall – es ist das Ergebnis guter Vorbereitung."

Eine strukturierte Einarbeitung vermittelt weit mehr als nur Arbeitsabläufe. Sie ist Ausdruck einer Haltung: Wie wichtig sind uns Menschen? Wie sorgfältig gehen wir mit Übergängen um? Wie bewusst gestalten wir Beziehungen und Entwicklung? Onboarding zeigt Wertschätzung – und es zeigt, dass die Praxisleitung langfristig denkt.

Neue Teammitglieder spüren sofort, ob ihr Start geplant wurde: Gibt es eine feste Ansprechperson? Einen Einarbeitungsleitfaden? Eine Übersicht über Abläufe, Werte und Erwartungen? Oder entstehen die ersten Schritte eher zufällig – zwischen Termindruck, Fragen und dem Versuch, sich irgendwie zurechtzufinden?

Die ersten 100 Tage sind ein sensibles, entscheidendes Fenster. Menschen möchten ankommen, verstehen, sich einbringen und Sicherheit gewinnen. In dieser Phase entsteht das Fundament für Vertrauen – und damit auch für Identifikation. Wer sich gut begleitet fühlt, bleibt eher, entwickelt schneller Eigeninitiative und wächst früher in seine Rolle hinein. Umgekehrt hinterlassen fehlende Struktur oder Überforderung Spuren: Zweifel, Unsicherheit oder Distanz. Diese Eindrücke sind

D. Marchadier, *Unternehmensführung in der Physiotherapie*, https://doi.org/10.1007/978-3-662-73166-6_6

nicht nur unangenehm – sie prägen oft die gesamte weitere Zusammenarbeit und lassen sich später nur schwer korrigieren.

Ein professionelles Onboarding ist deshalb kein „Nice-to-have", sondern ein elementarer Teil strategischer Mitarbeiter*innenführung. Es signalisiert dem neuen Teammitglied:

Du bist wertvoll.
Dein Start ist uns wichtig.
Wir investieren in deine Zukunft.

Ein gelungenes Onboarding umfasst unterschiedliche Bausteine: ein klares Willkommensgespräch, einen strukturierten Fahrplan, regelmäßige kurze Check--ins, einen festen Begleitmenschen, klare Zuständigkeiten und realistische Erwartungen. Es sorgt dafür, dass niemand sich verloren fühlt, sondern Schritt für Schritt hineinwächst – in das Team, die Kultur, die Abläufe und das gemeinsame Ziel.

Genau diese Haltung macht den Unterschied. Denn Onboarding ist nicht nur ein Prozess der Einführung – es ist die erste Erfahrung von Führungsqualität. Es ist die Einladung, Teil einer Praxis zu werden, die Menschen ernst nimmt und sie auf ihrem Weg unterstützt. Ein sorgfältig gestalteter Start legt den Boden für Motivation, Klarheit und Zuversicht – und wird damit zur Grundlage für eine Zusammenarbeit, die langfristig trägt.

6.1 Die ersten 100 Tage: Strukturierte Einarbeitung

Ein klarer Plan für die ersten 100 Tage ist Gold wert. Er schafft Struktur, Sicherheit und Vertrauen. Neue Mitarbeiter*innen wissen, was auf sie zukommt, und erleben, dass ihr Start professionell begleitet wird.

> „Willkommen zu sein ist kein Zufall – es ist das Ergebnis guter Vorbereitung."

1. Vor dem ersten Tag: Willkommen statt Überraschung
Bereiten Sie den Einstieg sorgfältig vor. Senden Sie einige Tage vor Arbeitsbeginn eine persönliche Willkommensmail mit wichtigen Informationen: Arbeitszeiten, Ansprechpartner, Kleidung, Parkmöglichkeiten oder gemeinsame Mittagspausen.

Ein kleines Willkommenspaket – zum Beispiel ein Praxisshirt, eine persönliche Karte vom Team und ein kleiner Snack – vermittelt Wertschätzung. Auch ein kurzer Post auf Social Media („Wir freuen uns auf unsere neue Kollegin …") signalisiert Offenheit und Stolz.

2. Die erste Arbeitswoche: Orientierung und Vertrauen
Die ersten Tage entscheiden über das Gefühl, „angekommen zu sein". Führen Sie das neue Teammitglied durch alle Praxisbereiche, erklären Sie Abläufe, stellen Sie Kolleg*innen vor und geben Sie Zeit, sich zu orientieren. Planen Sie bewusst Pausen ein, um Eindrücke zu verarbeiten.

Ein klarer Tagesplan hilft: Hospitation, kurze Einführung in Software, Dokumentation, Teambesprechungen.

▶ Ein gemeinsames Mittagessen oder eine kleine Willkommensrunde mit dem Team bricht das Eis und schafft Verbindung.

3. Tag 10 bis 30: Eigene Verantwortung mit Rückhalt
In dieser Phase wächst die Selbstständigkeit. Neue Mitarbeiter*innen übernehmen erste eigene Behandlungen oder Aufgaben, begleitet durch eine*n Mentor*in.

Kurze tägliche Rücksprachen („Wie lief Ihr Tag?") verhindern Überforderung. Lob für erste Erfolge stärkt Selbstvertrauen und Motivation.

4. Tag 31 bis 70: Vertiefung und Integration
Jetzt geht es um Vertiefung. Fachliche Routinen entstehen, Prozesse werden vertraut. Gleichzeitig entwickelt sich das soziale Eingebundensein im Team.

Regelmäßige Feedbackgespräche in den ersten Wochen sind in dieser Phase besonders wichtig: Was läuft gut? Wo gibt es Unsicherheiten? Welche Ideen bringt die neue Person ein? Ein ganz wichtiger Punkt, denn Feedback ist kein Korrektur-, sondern ein Beziehungsinstrument.

5. Tag 71 bis 100: Übergang zur vollen Integration
Nach etwa drei Monaten ist der Übergang zur vollen Verantwortung erreicht. Neue Mitarbeiter*innen sollen sich nun sicher fühlen, eigene Entscheidungen treffen und Verantwortung übernehmen.

Ein abschließendes Einarbeitungsgespräch rundet die Phase ab:

Was war hilfreich? Was fehlte? Welche Ziele gibt es für die nächsten Monate?
So wird aus dem Onboarding-Vorgang ein kontinuierlicher Entwicklungsprozess.

6.2 Mentoringprogramme für neue Mitarbeiter*innen

Ein strukturiertes Mentoringprogramm ist einer der effektivsten Wege, um neue Mitarbeiter*innen zu begleiten. Es sorgt für Sicherheit, Vertrauen und eine klare Ansprechperson in den ersten Wochen. Sie sollten eine*n Mentor*in als Wegbegleiter, nicht als Aufpasser, anbieten.

Mentoring – Vertrauen, Orientierung und Bindung von Anfang an
Ein strukturiertes Mentoringprogramm ist weit mehr als eine freundliche Geste – es ist ein entscheidender Baustein für erfolgreiche Einarbeitung, Teamkultur und langfristige Mitarbeiter*innenbindung. Gerade neue oder quereinsteigende Mitarbeiter*innen brauchen in den ersten Wochen Sicherheit, Klarheit und das Gefühl, willkommen zu sein. Ein guter Start entscheidet oft darüber, ob jemand bleibt – oder innerlich wieder aufbricht.

1. Vertrauen und Orientierung von Anfang an
Mentor*innen helfen neuen Mitarbeiter*innen, sich in der Praxis zurechtzufinden. Sie erklären Abläufe, beantworten Fragen und vermitteln die gelebte Kultur – auf Augenhöhe und ohne Druck. Eine feste Ansprechperson reduziert die Anfangsunsicherheit und verhindert, dass sich neue Kolleg*innen „verloren" fühlen. Das schafft Vertrauen und erleichtert den Einstieg in bestehende Teams.

2. Individuelles Lernen statt starrer Einarbeitungspläne
Menschen lernen unterschiedlich – manche schnell, andere schrittweise und durch Wiederholung. Ein flexibles Mentoringkonzept ermöglicht individuelles Tempo. Der/die Mentor*in begleitet, beobachtet und prüft regelmäßig, in welchen Bereichen noch Unterstützung gebraucht wird – fachlich, organisatorisch oder auch emotional. So entsteht ein Lernprozess, der sich an den Bedürfnissen des Einzelnen orientiert und echte Entwicklung ermöglicht.

3. Fachlicher Austausch auf Augenhöhe
Mentoring ist keine Einbahnstraße. Auch erfahrene Mitarbeiter*innen profitieren, wenn sie Wissen weitergeben, neue Perspektiven kennenlernen und ihr eigenes Handeln reflektieren. Im Dialog entsteht ein gemeinsames Lernen, das den Teamgeist stärkt und die Qualität der Zusammenarbeit fördert. Oft entstehen dabei neue Ideen, wie Abläufe verbessert oder Patient*innenerlebnisse optimiert werden können – ein Gewinn für alle.

4. Förderung von Motivation und langfristiger Bindung
Ein gelungener Start prägt die emotionale Beziehung zur Praxis. Wer sich begleitet, ernst genommen und unterstützt fühlt, identifiziert sich stärker mit dem/der Arbeitgeber*in. Diese emotionale Bindung wirkt nachhaltig: Studien zeigen, dass strukturiertes Onboarding die Fluktuation um bis zu 30 % reduziert. Mentoring ist damit nicht nur eine Einarbeitungshilfe, sondern ein strategisches Instrument, um Talente langfristig zu halten (Brandon Hall Group 2024 – *Onboarding Study*).

5. Struktureller Nutzen für die Praxis
Mentoring stärkt nicht nur die Integration neuer Mitarbeiter*innen, sondern auch die Führungskultur. Erfahrene Kolleg*innen übernehmen Verantwortung, teilen Wissen und wirken als Multiplikatoren der Praxiskultur. Führung wird dadurch auf mehrere Schultern verteilt, Hierarchien werden flacher und die Kommunikation transparenter. Gleichzeitig bleibt wertvolles Erfahrungswissen im Team – anstatt zu verschwinden, wenn jemand das Unternehmen verlässt.

Ein gutes Mentoringprogramm ist damit mehr als eine Einarbeitungshilfe – es ist ein Ausdruck gelebter Wertschätzung und Vertrauen in das gemeinsame Wachstum. Es zeigt: In dieser Praxis zählt der Mensch vom ersten Tag an.

6.3 Fehler vermeiden: Häufige Gründe für frühe Kündigungen

Selbst der beste Recruitingprozess verliert an Wirkung, wenn das Onboarding misslingt. Frühe Kündigungen entstehen selten durch fachliche Überforderung – meist durch fehlende Struktur, mangelnde Kommunikation oder enttäuschte Erwartungen.

> „Menschen verlassen keine Jobs – sie verlassen Erfahrungen."

1. Fehlende oder chaotische Einarbeitung
Ein ungeplanter Start, unklare Zuständigkeiten oder fehlende Begleitung führen schnell zu Überforderung. Neue Mitarbeiter*innen brauchen das Gefühl, willkommen und vorbereitet zu sein.

2. Diskrepanz zwischen Versprechen und Realität
Wenn im Bewerbungsprozess etwas anderes vermittelt wurde, als im Alltag erlebt wird, entsteht Enttäuschung. Authentische Kommunikation ist deshalb entscheidend – vor, während und nach dem Eintritt.

3. Schlechte Kommunikation und mangelnde Feedbackkultur
Fehlende Rückmeldung erzeugt Unsicherheit. Feedback sollte regelmäßig, klar und wertschätzend erfolgen – am besten im Dialog, nicht als Bewertung.

4. Fehlende Entwicklungsperspektiven
Wenn Mitarbeiter*innen keinen Weg sehen, sich weiterzuentwickeln, entsteht Stillstand. Schon im Onboarding sollte sichtbar werden, dass Lernen und Wachstum Teil der Praxiskultur sind.

5. Überlastung und fehlende Wertschätzung
Zu schnelle Verantwortung ohne ausreichende Unterstützung kann demotivierend wirken. Anerkennung, Lob und Interesse an persönlichen Fortschritten sind entscheidende Motivationsfaktoren.

6. Teamkonflikte und fehlende Integration
Ein gutes Betriebsklima ist kein Zufall. Neue Mitarbeiter*innen müssen aktiv ins Team eingebunden werden – durch gemeinsame Mittagspausen, Teammeetings oder kleine Rituale. Nur wer sich zugehörig fühlt, bleibt langfristig engagiert.

6.4 Feedback geben während der Einarbeitungsphase

Regelmäßiges Feedback ist der rote Faden des Onboardings. Es schafft Orientierung, Vertrauen und die Möglichkeit, sich weiterzuentwickeln – beidseitig.

Feedback als Kultur – Struktur, Rhythmus und Haltung
Ein lebendiges Mentoring- und Einarbeitungskonzept lebt von regelmäßigem, wertschätzendem Feedback. Es sorgt für Orientierung, fördert Selbstvertrauen und zeigt, dass Entwicklung in der Praxis gewollt und unterstützt wird. Rückmeldungen sind keine Kontrolle, sondern ein Dialog auf Augenhöhe – sie schaffen Raum für Wachstum, Motivation und gemeinsames Lernen.

Struktur und Rhythmus
Ein klarer Zeitrahmen hilft, Feedback zur Gewohnheit werden zu lassen:

- Wöchentliches Kurz-Feedback in den ersten vier Wochen – zehn Minuten reichen oft, um Unsicherheiten zu klären, Erfolge zu benennen und kleine Anpassungen vorzunehmen.
- Monatliches Reflexionsgespräch ab Woche 5 bis 12, idealerweise gemeinsam mit der Mentor*in und, je nach Situation, auch mit der Praxisleitung. Hier wird tiefer reflektiert, was gut läuft, welche Themen Aufmerksamkeit brauchen und wo Weiterentwicklung sinnvoll ist.
- Abschlussgespräch nach 100 Tagen: Dieses Gespräch dient der Bilanz und dem Ausblick. Es beleuchtet, wie sicher sich der/die Mitarbeiter*in fühlt, welche Ziele erreicht wurden und welche nächsten Entwicklungsschritte anstehen.

Diese Struktur gibt Orientierung und signalisiert: Wir nehmen Ihre Entwicklung ernst. Gleichzeitig entsteht eine Kultur, in der Feedback selbstverständlich ist – nicht als Ausnahme, sondern als fester Bestandteil des Miteinanders.

Inhalt und Haltung

Gutes Feedback ist immer dialogisch, konkret und lösungsorientiert. Es benennt Stärken genauso wie Herausforderungen und fragt aktiv nach Bedürfnissen. Ein wertschätzender Ton ist dabei entscheidend – Feedback soll ermutigen, nicht entmutigen.

Leitfragen können helfen, das Gespräch klar und offen zu gestalten:

- Was lief in den letzten Tagen oder Wochen besonders gut?
- Wo gab es Herausforderungen oder Unsicherheiten?
- Was brauchen Sie, um sich sicherer zu fühlen oder weiterzuentwickeln?
- Welche Aufgaben oder Bereiche bereiten Freude – und welche kosten Energie?
- Wo können wir Sie als Team besser unterstützen?

Kritik ist erlaubt und wichtig, solange sie mit einer Perspektive verbunden ist. Statt „Das war nicht gut“ wirkt „Hier können wir gemeinsam etwas verbessern“ lösungsorientiert und stärkend. Der Ton entscheidet, ob Feedback Vertrauen aufbaut oder Angst erzeugt.

Feedbackbogen – Beispielvorlage für Mentor*innen und Praxisleitung

Name des/der Mitarbeiter*in: ______________________________

Funktion/Position: ______________________________

Datum des Gesprächs: ______________________________

1. Rückblick

   – Welche Aufgaben oder Situationen liefen in den letzten Wochen besonders gut?
   – Wo gab es Unsicherheiten oder Schwierigkeiten?

2. Selbstreflexion

   – Was habe ich in dieser Zeit über meine Arbeit oder mich selbst gelernt?
   – Was motiviert mich aktuell besonders?

3. Feedback durch Mentor*in/Praxisleitung

   – Positive Beobachtungen und Stärken:
   – Entwicklungspotenziale/Themen zur Vertiefung:

4. Unterstützung & Ressourcen
   – Welche Unterstützung wird aktuell gebraucht?
   – (z. B. Einarbeitung, Fortbildung, Austausch, Struktur)
5. Vereinbarte nächste Schritte
   – Konkrete Ziele oder Schwerpunkte bis zum nächsten Gespräch:
6. Abschließende Reflexion, was nehme ich aus dem Gespräch mit?

Unterschrift Mitarbeiter*in:____________________________
Unterschrift Mentor*in/Leitung: ____________________________

Dieser Feedbackbogen dient nicht der Bewertung, sondern der Entwicklung. Er schafft einen gemeinsamen Raum für Rückblick, Wertschätzung und Perspektive – und trägt dazu bei, dass Mitarbeiter*innen sich gesehen, gefördert und ernst genommen fühlen. So wird Feedback zu einem festen Bestandteil einer lernenden, lebendigen Praxiskultur.

Langfristige Wirkung
Eine lebendige Feedbackkultur ist das Fundament für Vertrauen. Sie sorgt dafür, dass Themen früh angesprochen werden – bevor Unzufriedenheit entsteht. Offene Kommunikation wird so zum Markenzeichen Ihrer Praxis.

Gutes Onboarding bedeutet:

- Sicherheit statt Unsicherheit,
- Beziehung statt Distanz,

- Entwicklung statt Stillstand.

Ein durchdachtes Onboarding spart langfristig Zeit, Energie und Kosten, weil es Fluktuation reduziert und die Produktivität neuer Mitarbeiter*innen schneller steigert. Es ist eine Investition, die sich immer lohnt.

Weiterführende Literatur

Hauser C, Simon A (2017) Willkommenskultur im Unternehmen. Springer Gabler, Wiesbaden

Heck G (2018) Die ersten 100 Tage im neuen Job. Redline Verlag, München

Herrmann D (2020) Onboarding: Neue Mitarbeiter erfolgreich integrieren. Springer Gabler, Wiesbaden

Weber CF (2019) Praxishandbuch Onboarding. Springer Gabler, Wiesbaden

Führung, die inspiriert und motiviert 7

„Gute Führung beginnt nicht beim Team – sondern bei dir selbst."

Viele Praxisinhaber*innen sind vor allem eines: hervorragende Therapeut*innen. Sie haben gelernt, Menschen zu begleiten, ihnen zuzuhören und sie durch ihr Fachwissen zu stärken. Doch sobald sie ein Team führen, stehen sie vor einer neuen Herausforderung – sie müssen nicht nur fachlich überzeugen, sondern auch als Führungskraft. Und das erfordert Fähigkeiten, die in keiner therapeutischen Ausbildung vermittelt werden: Klarheit, Kommunikation, Konsequenz, Einfühlungsvermögen, Konfliktfähigkeit, Selbstreflexion.

Führung in der Physiotherapie bedeutet heute mehr als Organisation und Kontrolle. Sie heißt Inspiration statt Anweisung, Beziehung statt Hierarchie und Wachstum statt Verwaltung. Eine moderne Führungskraft versteht sich nicht als Chef*in im klassischen Sinne, sondern als Gestalter*in eines Rahmens, in dem Menschen ihre Stärken entfalten, sich sicher fühlen und Verantwortung übernehmen können.

Der Alltag in therapeutischen Teams verlangt Führungspersönlichkeiten, die motivieren, Orientierung geben und zugleich Raum für Selbstverantwortung schaffen. Mitarbeiter*innen möchten wissen, woran sie sind, was von ihnen erwartet wird und wofür sie arbeiten. Gleichzeitig wünschen sie Freiheit, Vertrauen und die Möglichkeit, ihre fachlichen und persönlichen Fähigkeiten einzubringen. Diese Balance zu halten ist eine der zentralen Aufgaben moderner Führung.

Die Anforderungen an Führung haben sich gewandelt. Während früher Anweisungen und Kontrolle im Vordergrund standen, geht es heute um Haltung, Kommunikation und Beziehungsgestaltung. Führungskräfte, die ihre eigene Rolle aktiv reflektieren und bereit sind, sich weiterzuentwickeln, schaffen ein Umfeld, in

D. Marchadier, *Unternehmensführung in der Physiotherapie*,
https://doi.org/10.1007/978-3-662-73166-6_7

dem Teams stabiler, engagierter und innovativer handeln. Führung bedeutet nicht, mehr zu tun – sondern bewusster.

Gute Führung zeigt sich nicht in großen Gesten, sondern in täglichen Kleinigkeiten: einem klaren Feedback, einem respektvollen Umgang, einer offenen Frage, einer ruhigen Entscheidung. Sie entsteht in Momenten, in denen die Führungskraft präsent, ehrlich und verlässlich bleibt – auch wenn es schwierig wird. Mitarbeiter*innen spüren solche Qualitäten sofort. Sie spüren, ob sie ernst genommen werden, ob ihre Ideen gehört werden und ob sie als Menschen wahrgenommen werden.

Dieses Kapitel zeigt, wie moderne Führung in der Praxis gelingt – menschlich, klar und wirkungsvoll. Es lädt dazu ein, Führung nicht als zusätzliche Belastung zu betrachten, sondern als Chance: als die Möglichkeit, eine Kultur zu gestalten, in der Menschen wachsen, sich verbunden fühlen und mit Freude arbeiten. Denn gute Führung ist kein angeborenes Talent. Sie ist eine bewusste Entscheidung – jeden Tag aufs Neue.

7.1 Führungskompetenzen für Praxisinhaber*innen

> „Der Unterschied zwischen einem Chef und einem Leader ist spürbar. Ein Chef gibt Anweisungen – ein Leader inspiriert."

Gute Führung ist kein Zufallsprodukt, sondern das Ergebnis bewusster Arbeit an sich selbst. Wer ein Team führt, trägt Verantwortung für Menschen – nicht nur für Prozesse.

Selbstführung als Grundlage

Führung beginnt mit Selbstreflexion. Welche Stärken bringen Sie mit? Wo liegen Ihre blinden Flecken? Wie gehen Sie mit Stress, Kritik und Unsicherheit um? Nur wer sich selbst führen kann, kann andere glaubwürdig leiten.

Fragen zur Selbstreflexion:

- Welche Werte sind Ihnen als Führungsperson wichtig?
- Wie möchten Sie, dass Ihr Team Sie erlebt?
- Was erwarten Sie von Ihren Mitarbeiter*innen – und leben Sie das selbst vor?

Selbstführung bedeutet, Klarheit über eigene Ziele und Grenzen zu haben. Sie schafft Authentizität – die wichtigste Währung moderner Führung.

Führen wie ein Coach

Führung ist heute weniger Kontrolle als Begleitung. Die moderne Praxisleitung agiert wie ein Coach: Sie fördert, motiviert und befähigt. Das heißt, Verantwortung zu teilen, Talente zu erkennen und Mitarbeiter*innen den Raum zu geben, sich zu entfalten. Ein Coach fragt:

„Was brauchst du, um deine Arbeit gut zu machen?“

statt

„Warum hast du das nicht geschafft?“

Dieser Wechsel in der Haltung verändert die Atmosphäre im Team – von Druck zu Vertrauen.

Zielklarheit und Feedback

Gute Führung setzt klare Ziele, schafft Orientierung und vermittelt Sinn. Mitarbeiter*innen möchten verstehen, wofür sie etwas tun, nicht nur, was sie tun. Ebenso entscheidend ist Feedback – ehrlich, konkret und motivierend. Statt „Gute Arbeit“ wirkt eine Aussage wie:

„Ihre Idee für den neuen Übungsplan kam bei den Patient*innen richtig gut an – vielen Dank für Ihren Einsatz!“

So entsteht echte Anerkennung, die stärkt statt bewertet.

„Führung heißt, Menschen zu sehen – nicht nur ihre Ergebnisse.“

Wenn Sie führen, lohnt es sich, regelmäßig innezuhalten und die eigene Haltung zu überprüfen. Gute Führung lebt von Präsenz – davon, im Alltag ansprechbar und nahbar zu sein. Sie bedeutet, zuzuhören, bevor Sie handeln, und Entscheidungen transparent zu machen. Führungskräfte, die ihre Mitarbeiter*innen einbeziehen, fördern nicht nur Engagement, sondern auch Vertrauen. Ein vertrauensvolles Klima wiederum ist die Grundlage für Innovation, Motivation und langfristige Bindung. So entsteht eine Kultur, in der Menschen gerne Verantwortung übernehmen – weil sie sich verstanden, gesehen und mitgenommen fühlen.

7.1.1 Vom Selbstständigen zum/zur Unternehmer*in – ein entscheidender Perspektivwechsel

Viele Therapeut*innen starten als Selbstständige – und wachsen irgendwann in die Rolle des*der Unternehmer*in hinein. Doch zwischen beiden Rollen liegt ein wesentlicher Unterschied.

Ein*e Selbstständige*r arbeitet in seiner/ihrer Praxis
Er/sie verdient Geld, indem er/sie selbst präsent ist: behandelt, organisiert, telefoniert, dokumentiert. Fällt er/sie aus, steht der Betrieb still. Der Kalender ist voll – doch nicht unbedingt mit den Aufgaben, die die Praxis in die Zukunft führen.

Ein*e Unternehmer*in dagegen arbeitet an seiner/ihrer Praxis
Er/sie baut Strukturen auf, entwickelt sein/ihr Team, schafft klare Abläufe und sorgt dafür, dass die Praxis auch ohne seine/ihre tägliche Anwesenheit funktioniert. Er/sie schafft Freiräume für Strategie, Weiterentwicklung und Kultur. Er/sie ist nicht die Praxis – er/sie gestaltet sie.

Kurz gesagt
Selbstständig sein bedeutet, viel zu arbeiten und nur zu verdienen, wenn man selbst arbeitet. Unternehmerisch führen bedeutet, ein stabiles System zu schaffen, das trägt – und in dem Leistung nicht allein von einer Person abhängt.

Gerade im therapeutischen Alltag macht dieser Unterschied einen gewaltigen Unterschied
Während der/die selbstständige Therapeut*in acht Stunden am Tag behandelt, sorgt der/die Unternehmer*in dafür, dass in diesen acht Stunden Behandlung stattfindet – mit oder ohne ihn/sie – und dass sich die Praxis gleichzeitig weiterentwickelt.

Was bedeutet das für den Tagesablauf in der Praxis?
Wer vom Selbstständigen zum/zur Unternehmer*in werden möchte, muss den eigenen Tagesablauf bewusst und mutig verändern. Viele Praxisinhaber*innen kennen den inneren Konflikt: Behandeln, führen, organisieren, sichtbar sein, weiterdenken – und dabei versuchen, allem gleichzeitig gerecht zu werden. Doch wahre unternehmerische Wirksamkeit entsteht nicht durch „noch mehr leisten", sondern durch ein neues Verständnis von Prioritäten.

Der Übergang von der Rolle der behandelnden Fachkraft hin zur gestaltenden Führungspersönlichkeit beginnt im Kalender. Es braucht weniger Behandlungszeit und mehr Führungs-, Struktur- und Denkzeit. Erst dadurch entstehen Räume für Erfolg, Teamentwicklung, Innovation und echte Entlastung – für Sie und Ihr gesamtes Team. Unternehmerisches Handeln bedeutet, das große Ganze im Blick zu behalten und Ihrem Team die Bedingungen zu schaffen, unter denen es sein Potenzial entfalten kann.

Damit dies gelingen kann, braucht es klar definierte und bewusst gestaltete Zeitfenster im Praxisalltag.

Kreativzeit

Hier entstehen Ideen, neue Angebote, Marketingkonzepte und Weiterentwicklungen Ihrer Positionierung. Diese Zeit bringt frischen Wind in Ihre Praxis und sorgt dafür, dass Sie am Markt relevant bleiben. Kreativität ist kein Luxus – sie ist der Motor für Zukunftsfähigkeit.

Organisationszeit

In diesen Fenstern optimieren Sie Abläufe, entwickeln das Qualitätsmanagement weiter und schaffen Strukturen, die Ihren Praxiserfolg tragen. Prozesse wollen gepflegt werden, sonst laufen sie ins Leere. Gute Organisation schafft Ruhe, Klarheit und Verlässlichkeit – für das gesamte Team.

Gesprächszeit

Kurzgespräche, Check-ins, Feedbackrunden oder strukturierte Mitarbeiter*innengespräche sind das Herzstück guter Führung. Hier entsteht Bindung, Vertrauen und Orientierung. Menschen brauchen Austausch – und sie brauchen eine Führungsperson, die präsent ist und zuhört.

Außenwirkung

Dazu gehören Kooperationen, soziale Netzwerke, Öffentlichkeitsarbeit und alle Maßnahmen, die Ihre Praxis sichtbar machen. Gerade in Zeiten des Fachkräftemangels ist die Außenwirkung nicht nebensächlich, sondern entscheidend für den langfristigen Erfolg.

Strategiezeit

Hier geht es um das große Ganze: Ziele planen, Zahlen verstehen, Kurs halten, Prioritäten setzen. Ohne Strategie wird jede Praxis irgendwann fremdgesteuert – durch den Markt, die Bürokratie oder den eigenen Kalender. Strategiezeit bedeutet: Sie geben die Richtung vor.

Erholungszeit
Eine oft unterschätzte Komponente. Nur eine ausgeruhte, zentrierte Führungsperson kann klar, empathisch und konsequent führen. Erholung ist kein Zeichen von Schwäche, sondern ein Ausdruck von Professionalität und Selbstfürsorge. Wer regeneriert, führt weitsichtiger.

All diese Zeitfenster bilden gemeinsam das Fundament für eine Praxis, die nicht nur funktioniert, sondern wächst – in Stabilität, Qualität und Menschlichkeit. Es geht darum, sich aus dem Hamsterrad des ständigen „Abarbeitens" zu lösen und in die Haltung des/der Gestalter*in, des/der Möglichmacher*in zu wachsen.

Das Ziel
Nicht der/die beste Therapeut*in der Praxis sein – sondern der/die beste Möglichmacher*in. Nicht selbst alle Ergebnisse produzieren – sondern Bedingungen schaffen, in denen Ihr Team aufblüht.

Damit beginnt der Weg vom/von der Selbstständigen zum/zur Unternehmer*in. Und dieser Weg zeigt sich zuerst – in Ihrem Kalender.

7.1.2 Ein Tagesablauf auf dem Weg zur unternehmerischen Führung

Ein mögliches Beispiel für einen ausgewogenen, realistischen Tag, an dem Sie nur noch zu etwa 40–50 % behandeln und den Rest bewusst in die Zukunft Ihrer Praxis investieren:

08:00–09:00 Uhr – Team-Check-in & Praxisstart
Kurzes Daily-Meeting (10 min), Tagesbesonderheiten klären, offene Fragen lösen, den Praxisfluss anstoßen.

Ziel: Präsenz zeigen, Orientierung geben, Motivation setzen.

09:00–11:00 Uhr – Behandlung an Patient*innen
Gezielt ausgewählte Slots, z. B. Wunschpatient*innen oder komplexe Fälle.

Ziel: Qualität zeigen, Bindung halten, Überlastung vermeiden.

11:00–12:00 Uhr – Organisation & Prozesse
Mails, Abrechnung, Abläufe optimieren, Delegation vorbereiten, Digitalisierung voranbringen.

Ziel: Die Praxis „glatter" und effizienter machen.

12:00–13:00 Uhr – Kreativ- & Konzeptzeit
Neue Kursideen, Social-Media-Inhalte, Texte, Kooperationen.

Ziel: Weiterentwicklung statt reiner Verwaltung. *(Diese Zeit ist heilig – schützen Sie sie.)*

13:00–13:30 Uhr – Mittagspause
Ohne Diskussion: echte Pause.

13:30–14:30 Uhr – Mitarbeiter*innenzeit
10-Minuten-Gespräche, Feedback, Teamentwicklung, kurze Einarbeitungsgespräche.

Ziel: Kultur formen, Bindung stärken.

14:30–15:30 Uhr – Außenwirkung & Netzwerk
Social Media, Kooperationen mit Ärzten, Website-Aktualisierung, Netzwerkarbeit.

Ziel: Sichtbarkeit und Arbeitgeber*innenmarke stärken.

15:30–17:00 Uhr – Behandlung an Patient*innen (zweiter Block)
Wertschöpfend, klar planbar.

Ziel: Präsenz zeigen, ohne auszubrennen.

17:00–17:30 Uhr – Tagesabschluss
Rückschau, offene Punkte delegieren, nächsten Tag planen.

Ziel: Klarheit schafft Ruhe.

7.1.3 Darauf ist besonders zu achten – Ihre Unternehmer*innen-Checkliste

✓ **Weniger tun – aber das Richtige:** Priorisieren statt funktionieren.
✓ **Delegieren ist Pflicht, nicht Luxus:** Jede Aufgabe, die nicht zwingend Chef*innensache ist, gehört ins Team.
✓ **Zeit für Führung ist echte Arbeitszeit:** Gespräche und Kulturarbeit sind Zukunftsumsatz.
✓ **Kreativzeit blocken wie einen OP-Termin:** Ohne Ideen kein Wachstum.
✓ **Social Media aktiv pflegen:** Hier entstehen heute Bewerberkontakte.
✓ **Selbstfürsorge nicht vernachlässigen:** Ein*e müde*r Chef*in führt nicht gut.

7.2 Kommunikation und Wertschätzung als Erfolgsfaktoren

Kommunikation ist das Fundament jeder Führungsarbeit. Sie entscheidet darüber, ob Vertrauen wächst oder Unsicherheit entsteht. Führung ohne klare Kommunikation gleicht einem Haus ohne Fundament – es kann nach außen stabil wirken, doch schon kleine Missverständnisse bringen es ins Wanken. Eine offene, respektvolle und strukturierte Kommunikation ist daher der Schlüssel zu einem gesunden Miteinander im Team.

7.3 Praxistipp – Erwartungen der Generation Y und Z an moderne Arbeitgeber*innen in der Physiotherapie – denken Sie mal drüber nach!

Offene Kommunikation bedeutet, Informationen rechtzeitig zu teilen, Entscheidungen nachvollziehbar zu begründen und aktiv Feedback einzuladen. Gerüchte und Unsicherheiten entstehen fast immer dort, wo Informationen fehlen. Wenn Sie Ihr Team regelmäßig informieren – etwa durch einen kurzen Austausch am Morgen, ein wöchentliches Team-Update oder über einen digitalen Kommunikationskanal – schaffen Sie Orientierung und Vertrauen. Ihre Mitarbeiter*innen wissen, woran sie sind, und können sich auf klare Strukturen verlassen. Merken Sie sich: Klarheit ist die freundlichste Form der Kommunikation. Sie vermeidet nicht nur Konflikte, sondern vermittelt auch Respekt und Verlässlichkeit.

Wertschätzung als Führungsprinzip
Wertschätzung ist weit mehr als Lob. Sie zeigt sich im Tonfall, in aufmerksamen Gesten und im ehrlichen Interesse am Menschen hinter der Arbeitskraft. Wenn Sie Ihre Mitarbeiter*innen nicht nur als Funktionsträger, sondern als Persönlichkeiten wahrnehmen, entsteht eine Atmosphäre von Zugehörigkeit und Vertrauen. Schon kleine Gesten können hier große Wirkung entfalten: ein Dankeschön für spontanes Einspringen, ein ehrliches „Wie geht es Ihnen heute?" oder ein offenes Ohr für persönliche Anliegen. Wertschätzung schafft emotionale Sicherheit – und diese ist die Grundlage echter Motivation und Leistungsbereitschaft.

Motivation durch Verantwortung
Motivation entsteht nicht durch Druck, sondern durch Sinn und Selbstwirksamkeit. Menschen wollen das Gefühl haben, etwas zu bewirken und Verantwortung zu übernehmen. Geben Sie Ihren Mitarbeiter*innen Aufgaben, die zu ihren Stärken passen, und vertrauen Sie auf ihre Kompetenzen. Wenn Sie Verantwortung teilen, teilen Sie zugleich Vertrauen – und Vertrauen wird fast immer mit Engagement be-

antwortet. Selbstbestimmung und Mitgestaltung sind die stärksten Triebkräfte moderner Arbeitskulturen. Mitarbeiter*innen, die Freiraum erleben und an Entscheidungen beteiligt werden, identifizieren sich stärker mit der Praxis und bringen sich mit mehr Freude und Kreativität ein.

So wird Kommunikation zum echten Führungsinstrument: Sie verbindet, stärkt und schafft ein Klima, in dem Menschen gerne ihr Bestes geben, denn Motivation wächst nicht durch Kontrolle, sondern durch Sinn.

7.4 Praxistipp – wie eine Praxis junge Mitarbeiter*innen erfolgreich integriert

Eine gelungene Kommunikation bildet die Basis für Zusammenarbeit, Motivation und ein gesundes Arbeitsklima. Sie sorgt dafür, dass Informationen fließen, Missverständnisse gar nicht erst entstehen und alle Beteiligten wissen, woran sie sind. Offene Kommunikation bedeutet, Informationen rechtzeitig zu teilen, Entscheidungen nachvollziehbar zu begründen und Feedback einzuladen. Gerüchte und Unsicherheiten entstehen meist dort, wo Informationen fehlen. Wenn Sie Ihr Team regelmäßig informieren – etwa durch einen kurzen Austausch am Morgen, ein wöchentliches Update oder einen digitalen Kommunikationskanal – schaffen Sie Orientierung und Transparenz. So entsteht ein Gefühl von Sicherheit und Zugehörigkeit. Merken Sie sich: Klarheit ist die freundlichste Form der Kommunikation. Sie fördert Vertrauen und zeigt, dass Sie Ihre Mitarbeiter*innen ernst nehmen.

Wertschätzung ist dabei ein zentrales Führungsprinzip. Sie ist weit mehr als ein gelegentliches Lob – sie zeigt sich in Ihrer Haltung, Ihrer Sprache und Ihrem ehrlichen Interesse am Menschen. Mitarbeiter*innen möchten nicht nur als Funktionsträger, sondern als Persönlichkeiten wahrgenommen werden. Schon kleine Gesten haben hier große Wirkung: ein Dank für das spontane Einspringen, ein aufrichtiges „Wie geht es Ihnen heute?" oder ein offenes Ohr für persönliche Anliegen. Wertschätzung schafft emotionale Sicherheit, und diese wiederum stärkt Motivation, Loyalität und Engagement.

7.5 Praxistipp – Beteiligung schafft Bindung

Motivation entsteht, wenn Menschen das Gefühl haben, einen Unterschied zu machen und einen Beitrag leisten zu können. Wenn Sie Ihren Mitarbeiter*innen Verantwortung übertragen, die zu ihren Fähigkeiten passt, und Vertrauen in ihre Kompetenzen zeigen, fördern Sie Selbstbestimmung und Eigeninitiative. Verantwortung zu teilen heißt auch, Vertrauen zu schenken – und dieses Vertrauen wird fast immer mit Einsatzbereitschaft und Verlässlichkeit beantwortet. Selbstbestimmung und Mitgestaltung sind die stärksten Triebkräfte moderner Arbeitskulturen. Mitarbeiter*innen, die sich einbringen dürfen und gehört werden, identifizieren sich stärker mit der Praxis und bringen ihre Ideen aktiv ein.

So wird Kommunikation zum wirksamsten Werkzeug Ihrer Führungsarbeit: Sie schafft Verbindung, Vertrauen und ein Miteinander, in dem Menschen gerne ihr Bestes geben.

7.6 Wie man Talente fördert und Entwicklungschancen bietet

Die besten Führungskräfte erkennen Potenzial – nicht erst, wenn es perfekt ist, sondern wenn es wachsen will. Talente zu fördern bedeutet, Entwicklung zu ermöglichen, statt Leistung nur zu bewerten.

1. Entwicklungspfade sichtbar machen
Beschreiben Sie in Ihrer Praxis klare Entwicklungsmöglichkeiten:

- Fachliche Spezialisierungen (z. B. Neurologie, Kindertherapie, Atemtherapie)
- Rollen außerhalb der Behandlung (z. B. Kursleitung, Fortbildungskoordination, Patient*innenmanagement)
- Leitungsaufgaben (z. B. Teamkoordination, Qualitätsmanagement)

Wenn Mitarbeiter*innen wissen, dass sie wachsen können, engagieren sie sich mit mehr Begeisterung.

2. Weiterbildung strategisch planen
Planen Sie Weiterbildung als Teil Ihrer Praxisstrategie. Legen Sie gemeinsam mit jedem Teammitglied individuelle Entwicklungsziele fest – fachlich, organisatorisch oder persönlich.

Beispiel

„In den nächsten sechs Monaten möchte ich Sie dabei unterstützen, Ihr Wissen in der Atemtherapie zu vertiefen. Wir übernehmen dafür die Fortbildungskosten und Sie geben danach einen internen Workshop für das Team."

So entsteht eine Win-win-Situation: persönliches Wachstum für den/die Mitarbeiter*in und Wissenszuwachs für das gesamte Team.

3. Vertrauen als Basis
Eine klare, offene und wertschätzende Kommunikation schafft Orientierung und Zusammenhalt im Team. Wenn Sie Informationen transparent teilen, Entscheidungen nachvollziehbar erklären und Feedback einladen, fördern Sie Vertrauen und gegenseitiges Verständnis. Regelmäßige Gespräche – ob kurz im Alltag, im Team-Meeting oder digital – geben Sicherheit und beugen Missverständnissen vor.

Wertschätzung ist dabei kein Zusatz, sondern ein zentraler Führungsgrundsatz. Sie zeigt sich in Haltung, Sprache und Aufmerksamkeit – im ehrlichen Dank, im respektvollen Ton oder im offenen Ohr für persönliche Anliegen. Mitarbeiter*innen möchten als Menschen wahrgenommen werden, nicht nur als Teil einer Funktion. Wo Wertschätzung spürbar ist, entstehen Motivation und Loyalität.

Motivation entsteht, wenn Menschen Verantwortung übernehmen dürfen und Vertrauen erfahren. Wenn Sie Aufgaben passend zu den Stärken Ihrer Mitarbeiter*innen vergeben und Handlungsspielräume lassen, fördern Sie Eigeninitiative und Engagement. Verantwortung zu teilen heißt, Vertrauen zu schenken – und dieses Vertrauen wird fast immer mit Einsatz und Zuverlässigkeit erwidert.

So wird Kommunikation zu einem echten Führungsinstrument: Sie schafft Klarheit, stärkt Beziehungen und bildet die Grundlage für eine Kultur, in der Menschen gerne arbeiten und sich mit ihren Aufgaben identifizieren.

7.6.1 Delegieren in der Praxisführung – warum es schwerfällt und wie es gelingt

Delegation gehört zu den wichtigsten Führungsinstrumenten in einer therapeutischen Praxis. Sie entlastet, schafft Klarheit und ermöglicht Wachstum – sowohl für die Praxis als auch für die Mitarbeiter*innen. Und dennoch fällt Delegieren vielen Praxisinhaber*innen schwer. Dieser Abschnitt zeigt, warum das so ist, welche typischen Denkfehler auftreten und wie Delegation Schritt für Schritt gelingt.

Warum fällt Delegieren so schwer? – Das ehrliche Kapitel im Kapitel
Viele Praxisinhaber*innen kennen die gleichen inneren Hürden – menschlich, verständlich, aber blockierend. Typische Gedanken sind:

- „Ich will niemanden belasten."
  Der Wunsch, das Team zu schützen, führt oft dazu, dass man Aufgaben lieber selbst übernimmt. Doch Mitarbeiter*innen wollen Verantwortung übernehmen – sie wachsen daran.

- „Ich fühle mich verantwortlich für alles."
  Verantwortung ist wichtig, aber sie bedeutet nicht, jede Aufgabe selbst zu erledigen. Verantwortung heißt, für gute Ergebnisse zu sorgen – nicht, alles allein zu tragen.
- „Ich vertraue meinem Team, aber ich habe Angst, dass etwas schiefgeht."
  Fehler gehören zum Lernprozess. Ohne Verantwortung können Mitarbeiter*innen nicht besser werden.
- „Ich habe keine Zeit, es zu erklären."
  Ein häufiger Denkfehler: Einmal erklären kostet Zeit – aber es spart später ein Vielfaches. Delegation ist eine Investition.
- „Ich möchte nicht kontrollierend wirken."
  Delegation ohne abgestimmte Kontrollpunkte führt zu Unsicherheit. Kontrolle ist nicht Misstrauen – sondern Unterstützung.

7.6.1.1 Typische Missverständnisse beim Delegieren

Hier sind die häufigsten Fehlannahmen und was stattdessen gilt:

- Delegieren heißt: „Mach du das jetzt einfach."
  + Richtig: Delegieren bedeutet, Aufgaben sauber zu übergeben – mit Zielen, Rahmen, Zeitplan und Erfolgskriterien.
- Delegieren ist ein Zeichen von Schwäche.
  + Richtig: Delegieren ist ein Zeichen von Reife. Führung bedeutet, Aufgaben bewusst und gezielt zu verteilen.
- Delegieren bedeutet Kontrollverlust.
  + Richtig: Gute Delegation schafft Transparenz, Struktur und Überblick – nicht Chaos.
- Delegieren kostet Zeit.
  + Richtig: Delegieren spart Zeit – sobald klare Abläufe, Vorlagen und Routinen etabliert sind.

7.6.1.2 Was kann in einer Physiopraxis delegiert werden? – Viel mehr, als viele glauben

Delegation ist nicht auf administrative Aufgaben begrenzt. In einer modernen Praxis lassen sich zahlreiche Bereiche sinnvoll und effizient verteilen:

1. Organisation & Verwaltung

Diese Aufgaben binden typischerweise viel Zeit – und können hervorragend von teamstarken Mitarbeiter*innen übernommen werden:

- Raumplanung
- Terminmanagement
- Abrechnung und Kassenkommunikation
- Materialbestellungen
- Hygienepläne und Qualitätsunterlagen
- Telefon & Schriftverkehr

Warum delegieren?

Diese Tätigkeiten erfordern Organisationstalent, nicht zwingend therapeutische Expertise. Sie entlasten die Leitung enorm.

2. Therapienahe Aufgaben

Auch im therapeutischen Bereich gibt es delegierbare Tätigkeiten – abhängig von Qualifikation und Praxisstruktur:

- Dokumentation vorbereiten
- Trainingspläne anlegen
- Smartphone-Fotodokumentation für Übungsübersichten
- Übungen erklären (je nach Kompetenz)
- Geräteeinweisungen im Training

Warum delegieren?

Viele Aufgaben im Trainings- und Präventionsbereich lassen sich standardisieren. Das stärkt das Team und macht Therapien effizienter.

7.6.1.3 Qualitäts- & Prozessmanagement

Ein Bereich, der häufig „nebenbei" läuft – aber ideal delegiert werden kann:

- QM-Dokumente pflegen
- Checklisten erstellen und aktualisieren
- Abläufe digitalisieren
- Feedback einholen
- Fehlerberichte auswerten

Warum delegieren?

Diese Aufgaben stärken die Professionalität der Praxis und eignen sich hervorragend für strukturorientierte Mitarbeiter*innen.

7.6.1.4 Außenwirkung & Marketing

Ein wachsender und wichtiger Bereich:

- Social-Media-Beiträge
- Fotos und kurze Stories
- Pflege der Website
- Textbausteine erstellen
- Kooperationen pflegen
- Eventorganisation

Warum delegieren?

Die besten Social-Media-Beiträge entstehen oft aus dem Team – authentisch, lebendig und nahbar.

7.6.1.5 Führung & Teamaufgaben

In größeren Praxen oder mit erfahrenen Mitarbeiter*innen können Führungsaufgaben geteilt werden:

- Mentoring neuer Kolleg*innen
- Einarbeitungspläne erstellen
- Teambesprechungen vorbereiten
- Bereichsverantwortungen übernehmen

Warum delegieren?

So entstehen klare Rollen, Entwicklungschancen und echte Entlastung der Praxisleitung.

Der 4-Schritte-Prozess für erfolgreiche Delegation

Delegation funktioniert am besten, wenn sie strukturiert erfolgt:

1. Klare Aufgabe definieren
   Nicht: „Mach mal die Abrechnung."
   Sondern:
   - Was genau?
   - Bis wann?
   - Mit welchen Ressourcen?
   - Was ist das Ziel?

2. Verantwortung übergeben
   Erklären Sie:
   - Warum die Aufgabe wichtig ist
   - Welche Wirkung sie auf die Praxis hat
   - Was ein gutes Ergebnis ausmacht

3. Checkpunkte vereinbaren
   Delegation braucht Rückmeldung – keine Kontrolle. Zum Beispiel:
   - Startmeeting
   - Kurzer Zwischenstand nach einer Woche
   - Abschluss-Review

4. Feedback geben
   - Positives klar benennen
   - Herausforderungen offen ansprechen
   - Lösungsorientiert bleiben
   - Keine Bewertung, sondern Begleitung

So entstehen Vertrauen und stetige Weiterentwicklung.

Delegieren im Praxisalltag – konkrete Beispiele

Fallbeispiel 1: Materialbestellung
- Verantwortliche Person bestimmen
- Budget festlegen
- Wöchentliche Checkliste nutzen
  → Ergebnis: Die Leitung muss sich nie wieder darum kümmern.

Fallbeispiel 2: Social Media
- Eine Person erhält 2 h Zeit/Woche
- Content-Plan alle vier Wochen
- Nur neue Formate müssen freigegeben werden
  → Ergebnis: sichtbare Praxis, ohne dass die Leitung täglich denkt: „Ich müsste mal posten…"

Fallbeispiel 3: Einarbeitung neuer Mitarbeiter*innen
- Einarbeitungsmappe
- Patenschaftsmodell
- Klare 1-Wochen-Checkliste
  → Ergebnis: weniger Unsicherheit, schnellere Integration.

Delegierregeln für erfolgreiche Praxisführung

- Kleine Aufgaben zuerst delegieren
- An Stärken delegieren – nicht an Sympathie
- Schriftlich arbeiten (Checklisten, SOPs, Vorlagen)
- Verantwortung übertragen, nicht nur Tätigkeiten
- Delegation konsequent durchziehen
- Verantwortungskultur entwickeln

Delegieren bedeutet Mitarbeiter*innenbindung
Mitarbeiter*innen bleiben dort, wo sie wachsen dürfen. Delegation fördert:

- Persönliche Entwicklung
- Kompetenzerweiterung
- Selbstwirksamkeit
- Identifikation mit der Praxis
- Loyalität

Eine Praxis, in der Menschen Verantwortung übernehmen dürfen, gewinnt Talente – und hält sie.

▶ Delegieren ist keine Technik, sondern eine Haltung. Es bedeutet, nicht alles selbst machen zu müssen – und das Team zu befähigen, erfolgreiche Arbeit zu leisten. Wer delegiert, arbeitet nicht mehr im, sondern am System. Und genau das macht eine moderne, stabile und wachsende Physiotherapiepraxis aus.

Literatur

Covey SR (2015) Die 7 Wege zur Effektivität. Prinzipien für persönlichen und beruflichen Erfolg. Gabal, München

Hurrelmann K, Albrecht E (2014) Die heimlichen Revolutionäre: Wie die Generation Y unsere Welt verändert. Beltz, Weinheim

Reinhardt K (2021) New Work – knallhart: Wie wir wirklich arbeiten wollen. Redline, München

Sprenger RK (2019) Mythos Motivation. Campus, Frankfurt

8 Arbeitszeitmodelle & Gehalt: Was Physiotherapeut*innen wirklich wollen

„Zufriedenheit entsteht, wenn Leistung und Leben im Gleichgewicht sind."

Der Arbeitsmarkt hat sich verändert – und mit ihm die Erwartungen der Menschen, die in physiotherapeutischen Praxen arbeiten. Während früher die Sicherheit des Arbeitsplatzes im Vordergrund stand, sind es heute ganz andere Werte: Selbstbestimmung, Flexibilität, Entwicklung, Wertschätzung und eine faire, transparente Vergütung. Physiotherapeut*innen möchten nicht mehr nur funktionieren – sie möchten leben. Und sie möchten arbeiten, ohne sich selbst dabei zu verlieren.

Physiotherapeut*innen sind hochqualifizierte Fachkräfte mit starkem Bewusstsein für ihre eigene Gesundheit. Tag für Tag widmen sie sich der Aufgabe, das Leben anderer Menschen leichter zu machen, Schmerzen zu lindern und Beweglichkeit zu fördern. Gleichzeitig wünschen sie sich ein Arbeitsumfeld, das ihre eigenen Bedürfnisse ernst nimmt und die Balance zwischen beruflichem Engagement und persönlicher Lebensqualität ermöglicht. Denn wer ständig für andere da ist, braucht ein berufliches Umfeld, in dem auch für die eigene Zufriedenheit gesorgt wird.

Die Realität in vielen Praxen zeigt jedoch ein anderes Bild: starre Strukturen, zu wenig Pausen, hohe Taktung, geringe Flexibilität, fehlende Perspektiven. Diese Faktoren führen nicht nur zu Unzufriedenheit, sondern tragen maßgeblich dazu bei, dass Fachkräfte den Beruf wechseln oder sich aus dem klassischen Praxissetting zurückziehen. Umso entscheidender ist es, dass Praxisinhaber*innen verstehen, was moderne Arbeitszeitgestaltung bedeutet – und wie sie zum wirkungsvollsten Instrument für Mitarbeiter*innenbindung werden kann.

Moderne Arbeitszeitmodelle geben Menschen die Freiheit, Verantwortung für ihr eigenes Leben zu übernehmen. Sie ermöglichen, familiäre Verpflichtungen,

D. Marchadier, *Unternehmensführung in der Physiotherapie*,
https://doi.org/10.1007/978-3-662-73166-6_8

persönliche Ziele und berufliche Ambitionen in Einklang zu bringen. Flexible Wochenstunden, Gleitzeitregelungen, freie Nachmittage, hybride Workflows für Dokumentation, feste Zeiten für Pausen – all das schafft ein Gefühl von Autonomie und damit echte Motivation. Denn Flexibilität ist nicht nur ein Wunsch der jungen Generation. Sie ist ein Bedürfnis aller Menschen, die langfristig gesund und leistungsfähig bleiben möchten.

Doch auch das beste Arbeitszeitmodell verliert an Wirkung, wenn die Vergütung nicht stimmt. Physiotherapeut*innen wünschen sich eine faire Bezahlung, die ihre Qualifikation, Verantwortung und tägliche Leistung angemessen widerspiegelt. Transparenz spielt hierbei eine ebenso große Rolle wie Wertschätzung: Mitarbeiter*innen möchten verstehen, wie sich ihr Gehalt zusammensetzt, welche Entwicklungsmöglichkeiten bestehen und wie ihre Leistung honoriert wird. Ein durchdachtes Gehaltsmodell schafft Klarheit, Vertrauen und Motivation – und verhindert das Gefühl, sich ständig rechtfertigen zu müssen.

Neben klassischen Gehaltsstrukturen gewinnen Beteiligungsmodelle zunehmend an Bedeutung. Ob Erfolgsbeteiligung, Bonusmodelle, Fortbildungsbudgets oder Perspektiven zur späteren Teilhaber*innenschaft – sie alle signalisieren: Du bist Teil dieser Praxis. Deine Arbeit trägt zum Erfolg bei. Und dieser Erfolg gehört auch dir. Solche Modelle stärken die Identifikation und fördern das Gefühl, gemeinsam an etwas zu arbeiten, das größer ist als der einzelne Arbeitstag.

Dieses Kapitel zeigt, wie moderne Arbeitszeitmodelle, faire Vergütung und smarte Beteiligungssysteme zu echten Motivationstreibern werden. Und wie Praxisinhaber*innen durch kluge, menschliche und zeitgemäße Gestaltung nicht nur Mitarbeiter*innen gewinnen, sondern sie auch langfristig binden können. Denn am Ende ist es nicht das höchste Gehalt, das Menschen in einer Praxis hält – es ist das Gefühl, dass ihre Zeit, ihre Gesundheit und ihre Lebensrealität wirklich zählen.

8.1 Flexible Arbeitszeiten und Work-Life-Balance

> „Nicht die Länge des Arbeitstages entscheidet über Zufriedenheit – sondern die Freiheit, ihn mitzugestalten."

Therapeutische Arbeit erfordert Empathie, Präsenz, Geduld und emotionale Stabilität. Die Qualität der Behandlung hängt in hohem Maße davon ab, wie gut eine Therapeutin oder ein Therapeut auf die eigenen Ressourcen achten kann. Wer dauerhaft an der Belastungsgrenze arbeitet, verliert nicht nur Energie, sondern auch Begeisterung – und irgendwann die Freude am Beruf.

Warum Flexibilität heute ein Muss ist

Therapeut*innen wünschen sich Arbeitszeitmodelle, die es ermöglichen, **Beruf und Leben in Einklang** zu bringen. Nicht, weil sie weniger leisten wollen, sondern weil sie langfristig leistungsfähig bleiben möchten.

Die Vorteile flexibler Arbeitszeiten liegen auf der Hand:

- **Höhere Zufriedenheit** → motiviertere Mitarbeiter*innen
- **Weniger Ausfälle** → bessere Planbarkeit
- **Stärkere Bindung** → geringere Fluktuation
- **Attraktivität im Bewerbermarkt** → Wettbewerbsvorteil

Flexibilität bedeutet nicht Chaos. Im Gegenteil: Sie braucht klare Regeln, aber sie schafft Raum.

Moderne Arbeitszeitmodelle – acht erprobte Varianten

1. **Die klassische Fünf-Tage-Woche in modernisierter Form**

Kernzeiten + flexible Randzeiten

Ideal für Praxen, die feste Abläufe brauchen, aber Raum für individuelle Lebenssituationen schaffen möchten.

2. **Die Vier-Tage-Woche – der stille Magnet für Bewerber**

Beliebt und wirksam.

Typisch: Vier Arbeitstage à 8–9 h, ein fester freier Tag pro Woche.

Wirkung: enorme Steigerung der Attraktivität, weniger Krankheitstage, höhere Energie.

3. **Geteilte Schichten für mehr Freiheit**

Morgens 8–12, Pause, abends 16–19 – oder andere Kombinationen. Perfekt für Mitarbeiter*innen mit familiären Verpflichtungen.

4. **Gleitzeit mit Wochenstundenkonto**

Das Team entscheidet täglich flexibel, wann es beginnt oder endet. Solange die Wochenstunden passen, bleibt die Freiheit groß.

5. **Teilzeit mit Entwicklungsperspektive**

Besonders für Wiedereinsteiger*innen oder Eltern attraktiv.

Optional: langsame Erhöhung der Stunden möglich.

6. **Jahresarbeitszeitmodell**
   Arbeitszeiten orientieren sich an Lebensphasen: In Prüfungsphasen, in der Familiengründung oder nach Fortbildungen weniger arbeiten – später wieder aufstocken.

7. **Sabbatical- und Auszeitmodelle**
   Wirklich modern, aber wirksam: Alle 2–4 Jahre 4–12 Wochen frei – ohne die Praxis zu verlieren. Bindet Menschen stärker als jeder Bonus.

8. **Hybrides Arbeiten im therapeutischen Umfeld**
   Nicht klinisch, aber organisatorisch möglich:

- Home-Office für Abrechnung
- Berichte schreiben
- Dokumentation
- Social Media
- Fortbildungsvorbereitung

Das Geheimnis erfolgreicher Flexibilität
Nicht jede Praxis braucht alle Modelle. Aber jede Praxis sollte mindestens zwei anbieten. Denn Flexibilität bedeutet: **Auswahl statt Einheitslösung.**

8.2 Faire Vergütung vs. emotionale Wertschätzung

„Faire Bezahlung ist selbstverständlich. Wertschätzung ist unbezahlbar."

Gehalt ist wichtig – keine Frage. Doch wer glaubt, dass Therapeut*innen ihren Arbeitsplatz hauptsächlich wegen der Vergütung wechseln, irrt. In der Realität gehen die meisten nicht weGen des Geldes, sondern wegen eines Gefühls: dem Gefühl, nicht gesehen, nicht gehört oder schlicht nicht wertgeschätzt zu werden. Vergütung ist die Basis – aber Wertschätzung ist das, was Menschen hält.

Doch was bedeutet eigentlich „fair"? Fairness entsteht nicht durch einzelne Maßnahmen, sondern durch ein strukturiertes System, das nachvollziehbar, transparent und frei von Zufällen oder Sympathie ist. Eine Vergütung gilt dann als fair, wenn sie klar verständlich aufgebaut ist, zur tatsächlichen Arbeitsleistung passt, Entwicklungsstufen berücksichtigt und für alle Mitarbeiter*innen in gleicher

Weise zugänglich ist. Transparenz schafft Vertrauen – und ohne Vertrauen kann kein Vergütungssystem langfristig funktionieren.

Ein modernes Vergütungsmodell besteht idealerweise aus drei Ebenen, die sich gegenseitig ergänzen. Die erste Ebene bildet ein marktgerechtes Grundgehalt, das sich an Qualifikation, Erfahrung, Verantwortungsbereich und dem Maß an selbstständigem Arbeiten orientiert. Dieser Grundpfeiler sorgt für Sicherheit und Vergleichbarkeit. Die zweite Ebene umfasst individuelle Zusatzleistungen, die den Bedürfnissen der Mitarbeiter*innen entsprechen können – etwa ein Fortbildungsbudget, Gesundheitszuschüsse, Diensthandy oder Laptop, Fahrtkostenübernahme, E-Bike-Leasing oder eine betriebliche Altersvorsorge. Solche Benefits zeigen, dass die Praxis bereit ist, zu investieren – nicht nur ins Unternehmen, sondern in die Menschen. Die dritte Ebene schließlich schafft Flexibilität: Mitarbeiter*innen können etwa mehr Freizeit statt mehr Geld wählen, eine Gehaltserhöhung mit der Übernahme neuer Verantwortung verbinden oder Plusstunden auf einem Konto ansparen. Diese Individualisierung macht Vergütung erlebbar und anpassbar.

Doch all diese Bausteine reichen nicht aus, wenn ein wesentlicher Faktor fehlt: emotionale Wertschätzung. Sie ist der unterschätzte, aber wirksamste Teil jeder Mitarbeiter*innenbindung. Ob jemand bleibt, entscheidet sich im Alltag – in regelmäßigen Gesprächen, in aufrichtiger Anerkennung, in persönlichen Rückmeldungen und klaren Perspektiven. Lob bei Erfolg, Unterstützung bei Herausforderungen und eine Kultur, in der Fragen erlaubt und Entwicklungen gewünscht sind, machen den Unterschied zwischen „Ich arbeite hier" und „Ich will hier arbeiten". Die Mischung aus finanzieller Sicherheit und echter emotionaler Nähe führt zu echter Bindung – und genau darauf kommt es an.

8.3 Bonus- und Beteiligungsmodelle für langfristige Motivation

„Motivation entsteht nicht durch Druck, sondern durch Teilhabe."

Bonus- und Beteiligungsmodelle sind wirksame Instrumente, um Leistung sichtbar zu honorieren und gleichzeitig eine Unternehmenskultur zu stärken, die auf Vertrauen, Transparenz und gemeinsamer Verantwortung basiert. Wichtig ist jedoch: Ein Bonus ersetzt niemals Wertschätzung – er ergänzt sie. Boni können motivieren, doch sie wirken nur nachhaltig, wenn die menschliche Ebene stimmt.

Es gibt verschiedene Arten von Bonusmodellen, die sich flexibel an die Struktur der Praxis anpassen können. Ein umsatzabhängiger Bonus gehört zu den Klassikern, entfaltet jedoch in moderner Form die größte Wirkung: mit einer festen

Grundgrenze, einem kleinen prozentualen Anteil bei deren Überschreitung und einer automatischen Berechnung. Das entlastet Führungskräfte und sorgt für klare Erwartungen. Ein Empfehlungsbonus wiederum honoriert das, was im Praxisalltag oft unterschätzt wird: persönliche Empfehlungen. Ob neue Mitarbeiter*innen, Patient*innen oder Kooperationen – Empfehlungen sind wertvoll, weil sie Vertrauen voraussetzen.

Ein Fortbildungsbonus kann ebenfalls sinnvoll sein. Wer eine besondere Qualifikation erwirbt, erhält eine einmalige Anerkennung oder einen Aufstieg innerhalb des Vergütungsmodells. Das signalisiert: Weiterentwicklung lohnt sich, nicht nur für den/die einzelne*n Mitarbeiter*in, sondern für das ganze Team. Ergänzend dazu kann ein Teambonus eingeführt werden, der an Gemeinschaftsziele wie Patienten*innenzufriedenheit, Ausfallzeiten oder den Jahresumsatz gekoppelt ist. Dadurch entsteht Teamgeist statt Konkurrenzdenken. Besonders mutig – und zugleich besonders wirkungsvoll – ist eine Gewinnbeteiligung. Ein kleiner Teil des Jahresüberschusses wird an das Team ausgeschüttet. Damit sendet die Praxis ein starkes Signal: „Diese Praxis gehört auch euch." Ebenso sinnvoll kann ein verantwortungsbezogener Bonus sein, der bestimmte Leitungsaufgaben anerkennt – etwa in der Sporttherapie, im Gerätetraining, in der Prävention oder im Bereich Social Media. Mehr Verantwortung führt somit zu sichtbar mehr Anerkennung.

Doch ganz gleich, für welches Modell Sie sich entscheiden – Fairness bleibt das Fundament. Ein Bonusmodell wird nur dann akzeptiert, wenn es klare Regeln hat, transparent berechnet wird, nachvollziehbar kommuniziert wird und schriftlich festgelegt ist. Boni funktionieren nur, wenn sie verstanden werden. Und genau dann entfalten sie ihre volle Wirkung: als Anerkennung, als Motivationsschub und als Zeichen echter Teilhabe. Ganz nach dem Motto: "Sharing is caring"

8.4 Praxistipp – Was Sie Mitarbeiter*innen sonst noch bieten können

Entwicklung & Sinn

- Klare Entwicklungswege
- Fortbildungsbudgets
- Interne Weiterbildungsmöglichkeiten
- Eigene Projekte (z. B. Prävention, Kurse, Workshops)

Arbeitszeit & Work-Life-Balance

- Flexible Modelle
- Zeitkonten
- Home-Office für Admin
- Freizeitausgleich

Gesundheit & Wohlbefinden

- Ergonomische Arbeitsplätze
- Sportförderung
- Atem- oder Entspannungseinheiten
- Teamevents

Wertschätzung & Teamgeist

- Feedbackkultur
- Echte Beteiligung
- Sichtbare Anerkennung
- Regelmäßige Mitarbeiter*innengespräche

> „Bindung entsteht dort, wo Menschen sich als Teil von etwas Sinnvollem erleben."

8.5 Fallbeispiele aus der Praxis

Fallbeispiel 1: Die Vier-Tage-Woche als Magnet – „Mehr Bewerbungen als je zuvor"

Ausgangslage:
Eine Landpraxis kämpft seit Jahren mit Bewerbermangel. Trotz attraktiver Gehälter kommen kaum Bewerbungen.

Maßnahme:
Die Praxis führt eine freiwillige Vier-Tage-Woche ein, bei vollem Gehalt. Die Mitarbeiter*innen arbeiten vier längere Tage, haben aber jede Woche dadurch ein verlängertes Wochenende.
Ergebnis:

- Innerhalb von sechs Wochen: Acht Bewerbungen.
- Zwei Neueinstellungen.
- Deutlich gestiegene Zufriedenheit und weniger Krankheitstage.

Kernaussage:

Flexibilität ist oft stärker als jede Gehaltserhöhung.

Fallbeispiel 2: Teilzeit mit Perspektive – „Zurück in den Beruf ohne Druck“

Ausgangslage:
Eine Therapeutin kommt aus der Elternzeit zurück. Sie möchte arbeiten, aber nicht sofort voll einsteigen, und weiß zu Beginn nicht genau, mit wie vielen Stunden sie starten möchte.
Maßnahme:
Die Praxis bietet ein flexibles Modell:

- Start mit flexiblen 15 h/Woche
- Jährliche automatische Erhöhung um 3 h
- Anpassbare Pausen
- Home-Office für Dokumentation

Ergebnis:
Die Mitarbeiterin bleibt langfristig und steigert ihre Stunden sogar über die ursprüngliche Vereinbarung hinaus, weil Vertrauen und Entwicklung im Vordergrund stehen. Das eigenverantwortliche Planen wird gefördert, die Mitarbeiterin erarbeitet sich selbst ihre Belastungsgrenze bzw. Wunscharbeitszeit.
Kernaussage:
Wer Arbeitszeit an Lebensphasen anpasst, verliert keine Talente.

Fallbeispiel 3: Sabbatical-Modell – „Auszeit statt Kündigung“

Ausgangslage:
Ein langjähriger Mitarbeiter fühlt sich ausgelaugt und denkt über einen Jobwechsel nach.
Maßnahme:
Der Inhaber bietet ein sechswöchiges Sabbatical an: unbezahlte Auszeit, während der Arbeitsplatz sicher bleibt. Aufgaben werden effizient im Team verteilt.
Ergebnis:
Der Mitarbeiter kehrt erholt zurück.
Er bringt neue Motivation und Dankbarkeit mit.
Er ergreift anschließend eine Fortbildung.
Kernaussage:
Manchmal ist die beste Bindungsmaßnahme: Raum zum Atmen. Bieten Sie Ihren Mitarbeiter*innen Zeit für Gespräche, die daraus entwickelten Ideen helfen dem/der Mitarbeiter*in, seine/ihre Gedanken zu sortieren.

Fallbeispiel 4: Home-Office für Admin & Doku – „Endlich weniger Stress“

Ausgangslage:
Das Team hat das Gefühl, zwischen Behandlung, Dokumentation und Büroarbeit zu zerreißen.
Maßnahme:
Einführung eines „Doku-Homeoffice-Tages“ pro Monat:

- Dokumentation
- Arztberichte
- Abrechnung
- Fortbildungsplanung

Ergebnis:
- Weniger Überstunden
- Weniger Stress
- Bessere Konzentration
- Deutlich höhere Arbeitszufriedenheit

Kernaussage:
Auch in therapeutischen Berufen funktioniert hybrides Arbeiten – wenn man es klug einsetzt. Sie sind ein Unternehmen, keine Massenabfertigung am Band. Bieten Sie den Mitarbeiter*innen die nötige Abwechslung im Arbeitsalltag.

Fallbeispiel 5: Fortbildungsbonus – „Wissen, das sich doppelt auszahlt"

Ausgangslage:
Therapeut*innen möchten sich weiterentwickeln, haben aber Sorge, dass Fortbildungen nicht ausreichend honoriert werden.
Maßnahme:
Einführung eines Fortbildungs-Bonussystems:

- 1500 € Budget pro Jahr
- 50 € monatliche Gehaltserhöhung bei abgeschlossener Weiterbildung
- Interne Minischulungen von Kolleg*innen

Ergebnis:
- Mehr interne Kompetenz
- Höhere Motivation
- Zwei Mitarbeiter*innen übernehmen neue Spezialbereiche
- Praxis gewinnt Selbstzahler*innenleistungen hinzu

Kernaussage:
Wer Weiterbildung belohnt, investiert in Qualität und Zukunft.

Fallbeispiel 6: Teambonus – „Gemeinsam statt gegeneinander"
Ausgangslage:

Das Team arbeitet gut, aber wenig abgestimmt. Ziele sind eher individuell als gemeinschaftlich.
Maßnahme:
Einführung eines jährlichen Teambonus, wenn bestimmte Ziele gemeinsam erreicht werden:

- Patient*innenzufriedenheit über 4,6/5
- Ausfallquote unter 7 %
- Umsatzsteigerung um 5 %

Ergebnis:

- Team unterstützt sich stärker
- Weniger Leerlauf
- Spürbar bessere Stimmung
- Jahresbonus wird gemeinsam gefeiert

Kernaussage:
Ein Team-Bonus stärkt das Wir-Gefühl und verhindert Konkurrenzdenken. Die Gruppe fühlt sich verantwortlich, gemeinsam das Jahresziel zu erreichen.

Fallbeispiel 7: Elternfreundliche Praxis – „Kleinere Stunden, größere Loyalität"

Ausgangslage:

Eine Mitarbeiterin mit zwei Schulkindern erlebt morgens und nachmittags hohe Belastung. Standardzeiten passen nicht zu ihrem Alltag.

Maßnahme:
Die Praxis entwickelt ein Elternmodell:

- Arbeitszeit 8:30–13:30
- Feste Pausenzeiten
- Ferienregelung: Reduzierte Arbeitszeit
- Plusstundenkonto für flexible Zeiten

Ergebnis:

- Mitarbeiterin bleibt
- Erhöht später freiwillig auf 20 h
- Wertvoller Beitrag zur Teamkultur

Kernaussage:
Familienfreundlichkeit ist einer der stärksten Recruiting- und Bindungsfaktoren. Laden Sie doch auch mal die Partner oder Kinder zu einer Praxisfeier oder Wanderung mit ein.

Fallbeispiel 8: Gewinnbeteiligung – „Mitarbeiter*innen als Mitgestalter"

Ausgangslage:
Eine große Praxis hat mehrere Arbeitsbereiche (Gerätetraining, Kurse, Lymphtherapie). Einige Mitarbeiter*innen übernehmen Verantwortung, wollen aber auch Anerkennung für ihren Einsatz.
Maßnahme:
Einführung eines Beteiligungsmodells:

- Jeder Bereich hat eine verantwortliche Person
- Überschüsse werden zu einem kleinen Prozentsatz ausgeschüttet
- Transparente Monats- und Jahresberichte

Ergebnis:

- Verantwortliche fühlen sich ernst genommen
- Höhere Identifikation
- Bessere Ergebnisse in den einzelnen Bereichen
- Mehr Eigeninitiative

Kernaussage:
Beteiligung verwandelt Mitarbeiter*innen in Mitgestaltende. Fördern Sie die unternehmerische Denkweise Ihrer Mitarbeiter*innen.

► Moderne Arbeitszeit- und Vergütungsmodelle sind keine Kür, sondern entscheidend für eine zeitgemäße Praxisführung. Sie zeigen, dass Arbeit und Leben zusammengehören dürfen. Wo Flexibilität, Fairness und Vertrauen gelebt werden, entsteht ein Umfeld, in dem Menschen gerne bleiben, wachsen und Sinn erleben.

Weiterführende Literatur

Badura B, Ducki A, Schröder H, Klose J, Meyer M (Hrsg) (2021) Fehlzeiten-Report: Kultur der Prävention – Erfolgsfaktoren für gesunde Arbeit. Springer Verlag

Felfe J (2022) Führung und Zusammenarbeit in Organisationen: Grundlagen moderner Personalführung. Nomos Verlag

Keseling G Schütz S (2020) Personalmanagement in Gesundheitsfachberufen: Mitarbeitende finden, binden und entwickeln. Thieme Verlag

von Rosenstiel L (2021) Motivation im Arbeitsalltag: Mitarbeiter führen – Leistung fördern. Springer Gabler

Teamkultur & Arbeitsklima verbessern

9

Eine starke Teamkultur ist kein Zufallsprodukt. Sie entsteht dort, wo Menschen sich gesehen fühlen, wo Kommunikation lebendig ist und wo Werte nicht nur formuliert, sondern gelebt werden. In Physiotherapiepraxen, in denen der Alltag häufig von Zeitdruck, Terminfülle und emotionaler Nähe zu den Patient*innen geprägt ist, entscheidet das Arbeitsklima mehr denn je darüber, ob Teams stabil bleiben, gemeinsam wachsen – oder stillschweigend auseinanderdriften. Die Qualität der Zusammenarbeit bestimmt nicht nur die Motivation der Mitarbeiter*innen, sondern auch die Patient*innenerfahrung und damit den Ruf der gesamten Praxis.

Dieses Kapitel zeigt, wie Praxisinhaber*innen eine starke, gesunde und motivierende Teamkultur schaffen können. Eine Kultur, die trägt, auch wenn es herausfordernd wird. Eine Kultur, die nicht nur aus Worten besteht, sondern aus täglichen Handlungen: Respekt, Klarheit, Wertschätzung, Verlässlichkeit. All dies sind Bausteine, die darüber entscheiden, wie wohl sich Menschen fühlen – und ob sie langfristig bleiben.

Gute Teamkultur beginnt bei der Haltung der Führungskraft, entfaltet sich aber erst in der Interaktion der Mitarbeiter*innen. Sie wächst in Gesprächen, in kleinen Gesten, in gut organisierten Abläufen und in einer Umgebung, in der Ideen willkommen sind und Fehler als Lernchancen gelten. Wenn ein Team spürt, dass es gemeinsam Ziele verfolgt und jeder einzelne Beitrag zählt, entsteht ein Arbeitsklima, das Energie statt Erschöpfung hervorbringt. Und genau dieses Klima wird im heutigen Fachkräftemarkt zu einem entscheidenden Wettbewerbsvorteil.

Der Fokus dieses Kapitels liegt auf umsetzbaren Strategien, klaren Strukturen und einem besonderen Impuls: dem **Praxisspaziergang** – einem bewussten Rundgang durch die eigene Praxis aus der Perspektive eines/einer Patient*in oder Besucher*in. Diese Methode ist erstaunlich wirksam, weil sie Betriebsblindheit abbaut

D. Marchadier, *Unternehmensführung in der Physiotherapie*,
https://doi.org/10.1007/978-3-662-73166-6_9

und den Blick öffnet für Details, die im Alltag leicht übersehen werden: der erste Eindruck an der Rezeption, der Umgangston im Team, die Atmosphäre im Wartebereich, Abläufe, die reibungslos funktionieren – oder eben nicht. Ein Praxisspaziergang zeigt, wie Ihr Team auf Menschen wirkt, lange bevor die therapeutische Arbeit beginnt.

Doch nicht nur die Patient*innensicht ist wertvoll. Ein Praxisspaziergang kann ebenso aus der Perspektive neuer Mitarbeiter*innen gestaltet werden: Wie wirkt das Team auf jemanden, der zum ersten Mal hineinkommt? Strahlt die Praxis Struktur aus oder Chaos? Wärme oder Distanz? Zusammenarbeit oder Einzelkämpfertum? Diese Beobachtungen liefern wertvolle Impulse, die das Team gemeinsam besprechen, reflektieren und weiterentwickeln kann.

Eine lebendige Teamkultur entsteht dort, wo Austausch selbstverständlich ist und wo niemand Angst haben muss, Gedanken zu äußern. Dafür braucht es Räume – physische wie mentale. Regelmäßige Teammeetings, kurze Check-ins im Alltag, klare Rollen, transparente Abläufe und ein gemeinsamer Blick auf Ziele schaffen Sicherheit. Und Sicherheit ist die Grundlage für Motivation, Kreativität und Zusammenarbeit.

Dieses Kapitel lädt dazu ein, die eigene Praxis mit neuen Augen zu sehen – und daraus konkrete Schritte abzuleiten. Es zeigt, wie Teamkultur aktiv gestaltet und Arbeitsklima nachhaltig verbessert werden kann. Denn am Ende entscheidet nicht das schönste Interieur oder die modernste Ausstattung darüber, ob ein Team gerne zusammenarbeitet, sondern das Gefühl, Teil eines wertschätzenden, verlässlichen und menschlichen Miteinanders zu sein.

9.1 Wie man ein harmonisches Team aufbaut

Ein harmonisches Team entsteht nicht allein durch fachliche Kompetenz, sondern vor allem durch das tägliche Miteinander. Eine Praxis ist ein lebendiges System – geprägt von Kommunikation, gegenseitiger Unterstützung und dem Verständnis dafür, dass jeder Mensch unterschiedliche Bedürfnisse, Arbeitsweisen und Belastungsgrenzen mitbringt. Ein starkes Team wächst dort, wo ein respektvoller Umgang selbstverständlich ist und alle Beteiligten spüren, dass ihr Beitrag wertgeschätzt wird.

Ein wichtiger Baustein ist das Entwickeln eines gemeinsamen Selbstverständnisses. Wenn ein Team weiß, *wofür* es steht, entsteht Orientierung. Diese innere Ausrichtung zeigt sich in der Art, wie man Patient*innen empfängt, wie man Entscheidungen trifft und wie man miteinander spricht. Oft hilft es, im Team zu klären, welche Grundhaltungen den Alltag bestimmen sollen: Freundlichkeit,

Zuverlässigkeit, Offenheit, Verantwortungsbewusstsein, Humor – all das schafft eine gemeinsame Basis.

Ebenso bedeutend ist die Transparenz in der Aufgabenteilung. Wenn klar ist, wer welche Verantwortung trägt, entsteht Sicherheit im Team. Die Praxisleitung hat hier die Aufgabe, Strukturen zu schaffen, die sowohl Klarheit als auch Flexibilität ermöglichen. Therapeut*innen arbeiten häufig in individuell getakteten Abläufen; dennoch profitieren alle von gemeinsam vereinbarten Standards und einer klaren Organisation im Hintergrund. Gerade in stressigen Zeiten zeigt sich, wie wertvoll ein System ist, das alle trägt, statt zu belasten.

Auch Rituale spielen eine große Rolle. Ein kurzer Morgenimpuls, ein wöchentliches Teamgespräch oder ein monatlicher Praxisrückblick schaffen Berührungspunkte, die Verbundenheit fördern. Solche Momente sind nicht nur organisatorisch wertvoll – sie unterstützen vor allem die emotionale Verbundenheit. Ein Team, das regelmäßig gemeinsam reflektiert, entwickelt automatisch mehr Verständnis füreinander. Es entsteht Raum, um Erfolge sichtbar zu machen, kleine Stolpersteine anzusprechen oder einfach gemeinsam zu lachen.

Ein harmonisches Team lebt zudem von einer Kultur der gegenseitigen Unterstützung. Kollegiale Hilfe ist nicht selbstverständlich, aber sie lässt sich fördern, indem man eine Atmosphäre schafft, in der keine Frage „zu klein" und keine Unsicherheit „zu viel" ist. Wer weiß, dass er sich auf das Team verlassen kann, bringt sich motivierter ein. Harmonie bedeutet dabei nicht, dass es keine Konflikte gibt – sondern dass man gelernt hat, diesen mit Respekt und Klarheit zu begegnen.

Schließlich stärkt ein gemeinsames Erleben den Zusammenhalt. Gerade hier kann der Praxisspaziergang ein verbindendes Element sein: Er macht sichtbar, wie jede Person zum Gesamterlebnis beiträgt. Wenn alle gemeinsam die Perspektive wechseln und die Praxis bewusst mit den Augen der Patient*innen wahrnehmen, entsteht ein tiefes Verständnis für die Wirkung des eigenen Handelns im Team.

9.2 Konfliktmanagement und konstruktive Feedbackkultur

Konflikte gehören zum Alltag jeder Praxis – und zugleich bieten sie die Chance, das Miteinander nachhaltig zu verbessern. Entscheidend ist, ob sie schweigend unter den Teppich gekehrt werden oder ob ein Team Wege findet, offen, respektvoll und lösungsorientiert damit umzugehen. Gute Konfliktkultur schafft Klarheit, verhindert schwelende Spannungen und erhöht langfristig die Zufriedenheit aller Beteiligten.

Ein zentraler Aspekt ist die frühzeitige Wahrnehmung. Konflikte entstehen selten plötzlich. Meist zeigen sie sich schon zuvor in kleinen Signalen: ein kürzeres Antwortverhalten, veränderte Körpersprache oder zunehmender Rückzug. Wer bewusst hinsieht, erkennt solche Hinweise rechtzeitig – und kann ein Gespräch anbieten, bevor sich die Situation verhärtet. Menschen wollen gesehen werden, gerade dann, wenn etwas nicht stimmt.

Eine konstruktive Feedbackkultur ist essenziell. Sie ermöglicht es, Kritik so zu formulieren, dass sie nicht verletzt, sondern Entwicklung anstößt. Das erfordert Mut, aber auch Klarheit in der Sprache. Feedback sollte immer beschreibend sein, nicht bewertend; konkret, nicht pauschal; und es sollte immer das Ziel verfolgen, Zusammenarbeit zu verbessern. Eine wertschätzende Haltung hilft, auch heikle Themen in eine lösungsorientierte Richtung zu lenken.

Besonders hilfreich ist die Vereinbarung klarer Feedbackregeln. Ein Team profitiert davon, wenn alle wissen, wie Feedback gegeben und empfangen werden soll. Dazu gehört das aktive Zuhören genauso wie die Bereitschaft, sich mit der eigenen Wirkung auseinanderzusetzen. Ein Kommentar zur Verbesserung ist kein Angriff, sondern eine Einladung, die gemeinsame Arbeit zu stärken.

In schwierigen Situationen kann eine moderierte Gesprächsstruktur hilfreich sein. Hier übernimmt die Praxisleitung oder eine externe Person die Rolle, das Gespräch zu führen, Emotionen zu ordnen und dafür zu sorgen, dass alle Beteiligten zu Wort kommen. Eine transparente Gesprächsführung schützt die Beteiligten und entlastet das Team.

Genauso wichtig wie ein guter Umgang mit Konflikten ist die Etablierung einer offenen Fehlerkultur. Fehler dürfen angesprochen werden, ohne dass jemand beschämt oder verurteilt wird. Stattdessen sollte der Fokus auf Lösungen und Verbesserungen liegen. Ein Team, das sich traut, Fehler offen zu benennen, entwickelt sich schneller weiter – und wird langfristig resilienter.

Die Verbindung zwischen Konfliktkultur und Teamqualität zeigt sich besonders im Praxisspaziergang. Wenn Mitarbeiter*innen ihre eigene Arbeit aus Patient*innensicht erleben, werden Missverständnisse oder Reibungspunkte oft deutlicher sichtbar – und können in einem gemeinsamen Gespräch konstruktiv aufgearbeitet werden.

9.3 Gesundheitsförderung und Wohlfühlfaktoren für Mitarbeiter*innen

Physiotherapeut*innen leisten körperliche und mentale Spitzenarbeit. Eine gesunde Teamkultur berücksichtigt daher auch die Bedürfnisse und Belastungen des ganzen Teams.

1. Gute Rahmenbedingungen schaffen
Dazu gehören:

- Ergonomische Räume
- Pausenzeiten, die eingehalten werden
- Getränke, Obst oder kleine Snacks
- Ruhige Rückzugsorte

2. Mentale Gesundheit stärken
Empfehlenswert sind:

- Kurze Atemübungen im Team
- Minipausen für Schultern, Rücken, Blick
- Teamauszeiten oder Retreats
- Fortbildungen zu Stressmanagement und Resilienz

3. Weiterentwicklung ermöglichen
Praxisinhaber*innen können motivieren durch:

- Fortbildungsbudgets
- Interne Workshops
- Individuelle Entwicklungsgespräche
- Klare Entwicklungspfade (z. B. Seniortherapeut, Teamleitung)

4. Wertschätzung sichtbar machen
Regelmäßige Dankbarkeit, Anerkennung und Lob haben messbare Auswirkungen auf Motivation und Teamklima. Schon kleine Gesten stärken die Bindung.

Ein zentraler Impuls zur Verbesserung der Teamkultur
Der Praxisspaziergang. Dabei erleben Mitarbeiter*innen und Inhaber*innen die gesamte Patient*innenreise – vom Betreten der Praxis bis zur Verabschiedung.

Er hilft, Betriebsblindheit abzubauen, und zeigt, wie die Praxis wirklich wirkt. Die bewusste Wahrnehmung des Arbeitsplatzes, schöne Deko, tolle Arbeitsmaterialien, wertschätzende persönliche Details stärken die Bindung zur Praxis und des Teams.

Ziele des Praxisspaziergangs

- Echte Patient*innenperspektive einnehmen
- Atmosphäre bewusst wahrnehmen
- Stärken der Praxis sichtbar machen
- Verbesserungsmöglichkeiten erkennen
- Als Team gemeinsam Verantwortung für Qualität übernehmen

Ablaufplan für den Praxisspaziergang

1. **Vorbereitung**

   - Termin festlegen (1–2 h)
   - Klare Rollen vergeben: Patient*in, Beobachter*in, Therapeut*in
   - Zielaspekt auswählen: Service, Atmosphäre, Kommunikation, Barrierefreiheit

2. **Ankommen & Empfang erleben**

   Die Fragen dazu:

   - Wie wirkt der Eingangsbereich?
   - Fühle ich mich willkommen?
   - Ist die Beschilderung klar?
   - Wie freundlich ist die Begrüßung?
   - Stimmen Tonfall und Energie am Tresen?

3. **Anmeldung & Wartebereich**

   - Wie verständlich ist die Kommunikation?
   - Wie angenehm ist der Wartebereich?
   - Welche Botschaft senden Möbel, Licht, Bilder, Geruch, Akustik?

4. **Weg zur Behandlung**

   - Orientierung: gut oder verwirrend?
   - Sauberkeit und Atmosphäre
   - Wie wirkt die Praxis im Vorbeigehen?

5. **Die Behandlung aus zwei Perspektiven**

Therapeut*innen wechseln in die Patient*innenrolle. Wichtige Fragen:

- Wie erklärt der/die Therapeut*in die Behandlung?
- Fühle ich mich sicher und abgeholt?
- Wie wirkt der Raum?
- Wie freundlich und kompetent wirkt der/die Therapeut*in?

6. **Verabschiedung**

- Wie rund wirkt der Abschluss?
- Wird ein Wiederkommen positiv formuliert?
- Wie professionell wirkt die letzte Interaktion?

Gemeinsame Auswertung des Praxisspaziergangs
Nach dem Rundgang findet eine strukturierte Reflexion statt.

Fragen zur Wahrnehmung:
- Was hat besonders positiv überrascht?
- Wo fühlten wir uns am wohlsten?
- Welche Details machen den Unterschied?

Fragen zu Verbesserungsmöglichkeiten:
- Welche Änderungen hätten sofort Wirkung?
- Was könnten wir langfristig optimieren?
- Welche Gewohnheiten müssen angepasst werden?

Fragen an die „Therapeut*innen als Patient*innen“:
- Wie verständlich war die Kommunikation?
- Wie empathisch wirkte der Ablauf?
- Welche Erkenntnisse nehmen wir in den Alltag mit?

Diese Reflexion verändert nachhaltig die interne Haltung des Teams – sie stärkt Empathie, Qualität und Zusammenhalt.

▶ Ein starkes Team entsteht durch gemeinsame Werte, klare Strukturen, offene Kommunikation und regelmäßige Reflexion. Der Praxisspaziergang ist ein wirkungsvolles Instrument, das Teamkultur, Servicequalität und Selbstwahrnehmung nachhaltig verbessert. Er führt das Team zusammen, eröffnet neue Perspektiven und schafft ein Klima, in dem Mitarbeiter*innen gern arbeiten – und Patient*innen gern bleiben.

Weiterführende Literatur

Belbin RM (2010) Team roles at work. Routledge

Schulz von Thun F (2008) Miteinander reden: Kommunikationspsychologie für Führungskräfte. Rowohlt

Weiss H & Dunke F (2019) Mitarbeiterführung im Gesundheitswesen: Grundlagen, Methoden und Praxisbeispiele. Springer

10 Personalentwicklung und Fortbildung

„Menschen, die wachsen dürfen, bleiben – Menschen, die stagnieren, gehen."

Personalentwicklung ist weit mehr als ein modernes Schlagwort. Sie ist einer der wichtigsten Faktoren, wenn es darum geht, Mitarbeiter*innen langfristig zu binden, Motivation zu erhalten und die Qualität der physiotherapeutischen Arbeit auf hohem Niveau zu sichern. In einer Branche, in der sich Therapieansätze, wissenschaftliche Erkenntnisse und Patient*innenbedürfnisse kontinuierlich weiterentwickeln, ist Stillstand keine Option. Eine Praxis, die Lernen fördert, investiert nicht nur in ihr Team – sie investiert in ihre eigene Zukunft.

Gerade in unserem Beruf – einem Beruf des Beobachtens, des Lernens, des Ausprobierens – sollte Weiterbildung nicht als „Zusatz" betrachtet werden, sondern als Teil des Alltags. Ein Team, das sich weiterentwickeln darf, bleibt neugierig, lösungsorientiert und offen für Veränderungen. Diese Offenheit ist ein entscheidender Faktor für Innovation und Anpassungsfähigkeit. Sie ermöglicht es Praxen, neue Behandlungswege zu gehen, moderne Konzepte zu integrieren und auf Veränderungen im Gesundheitsmarkt souverän zu reagieren. Kurz gesagt: Fortbildung macht eine Praxis widerstandsfähig.

Ein starkes Signal entsteht überall dort, wo Weiterbildung nicht nur geduldet, sondern bewusst gefördert wird. Ein jährliches Fortbildungsbudget, bezahlte Fortbildungstage, interne Workshops oder regelmäßige Supervisionen sind Zeichen einer Führungskultur, die Lernen ernst nimmt. Auch Mentoringmodelle, kollegiale Fallbesprechungen oder „Lernmittage" können zu festen Bestandteilen einer lebendigen Fortbildungskultur werden. Entscheidend ist die Haltung dahinter: Lernen hat Priorität – nicht nur dann, wenn es zeitlich gut passt, sondern gerade auch in herausfordernden Zeiten.

D. Marchadier, *Unternehmensführung in der Physiotherapie*,
https://doi.org/10.1007/978-3-662-73166-6_10

Denn Entwicklung bedeutet weit mehr als fachlichen Fortschritt. Sie beginnt damit, individuelle Stärken zu erkennen, Potenziale zu fördern und Menschen in ihrer Persönlichkeit wachsen zu lassen. Gute Personalentwicklung berücksichtigt nicht nur fachliche Kompetenzen, sondern auch Soft Skills wie Kommunikation, Teamfähigkeit, Selbstorganisation, Resilienz und Empathie. All das sind Fähigkeiten, die im therapeutischen Alltag über Erfolg und Zufriedenheit entscheiden – und die sich bewusst entwickeln lassen.

Ein praxisnahes Personalentwicklungsmodell erkennt die unterschiedlichen Bedürfnisse der Mitarbeiter*innen: die große Fortbildung, die jemand seit Jahren anstrebt; die kleine Weiterbildung für den Wiedereinstieg; das Coaching zur Stressbewältigung; die Hospitation, um neue Impulse zu bekommen; das Führungsseminar für jene, die mehr Verantwortung übernehmen wollen. Wenn eine Praxis signalisiert: *Wir sehen deine Stärken, wir sehen dein Potenzial und wir unterstützen dich auf deinem Weg,* entsteht Bindung, die weit über Gehalt oder Arbeitszeit hinausgeht.

Personalentwicklung ist damit immer auch Kulturarbeit. Sie zeigt, ob eine Praxis langfristig denkt oder von heute auf morgen agiert. Ob Menschen als Ressource betrachtet werden – oder als Persönlichkeiten mit Kompetenzen, Träumen und Entwicklungsmöglichkeiten. Eine Praxis, die in die Entwicklung ihrer Mitarbeiter*innen investiert, fördert nicht nur deren Können, sondern auch deren Identifikation und Loyalität.

Dieses Kapitel lädt dazu ein, Personalentwicklung ganzheitlich zu denken: als Investition in Qualität, Motivation und Zukunftsfähigkeit. Es zeigt, wie Fortbildung strukturiert geplant, finanziell unterstützt und in den Alltag integriert werden kann – und wie daraus ein Umfeld entsteht, in dem Menschen gerne bleiben, weil sie wachsen dürfen.

10.1 Warum Weiterbildung ein Magnet für Fachkräfte ist

„Wissen ist das einzige Kapital, das sich vermehrt, wenn man es teilt."

Für viele Therapeut*innen ist die Möglichkeit zur fachlichen Weiterentwicklung mittlerweile eines der entscheidenden Kriterien bei der Wahl ihres/ihrer Arbeitgeber*in. In Zeiten des Fachkräftemangels kann ein klug aufgestelltes Fortbildungskonzept daher ebenso wirkungsvoll sein wie ein gutes Gehalt.

Weiterbildung als Teil der Praxis-DNA
Wenn das Lernen zur Kultur wird, verändert sich alles:

Teams tauschen sich mehr aus, teilen Erfahrungen, inspirieren sich gegenseitig und wachsen gemeinsam.

Beispiele für gelebte Lernkultur:

- Fortbildungsbudget pro Mitarbeiter*in: ein klares Zeichen von Wertschätzung.
- Bezahlte Fortbildungstage: Sie geben Sicherheit und machen Planung möglich.
- Transparente Fortbildungsplanung: Ein Jahresüberblick schafft Orientierung.
- Interne Schulungsreihen: Wissen bleibt im Haus – und wird zum Praxiswissen.

Interne Formate stärken zusätzlich das Wir-Gefühl:

- „Lunch & Learn" – kurz, konkret und alltagstauglich.
- „Fortbildungs-Recaps" – Wissen wird multipliziert.
- Team-Fallbesprechungen – fördern Qualität und therapeutische Klarheit.

► Weiterbildung ist nicht nur Qualifikation, sondern Haltung. Sie zeigt: *Wir wollen wachsen – gemeinsam.*

10.2 Förderung individueller Stärken

„Gute Führung erkennt nicht nur Fähigkeiten, sondern weckt Möglichkeiten."

Stärkenorientierte Personalentwicklung beginnt bei der Haltung der Führungskraft. Kommunikation ist dabei wie ein Fundament: Sie schafft Orientierung, Vertrauen und Verlässlichkeit.

Wer klar kommuniziert, schafft Struktur.
Wer wertschätzend kommuniziert, schafft Bindung.
Wer transparent kommuniziert, schafft Vertrauen.

Mitarbeiter*innen möchten gesehen werden – nicht nur in ihrer Rolle, sondern in ihrer Persönlichkeit. Echte Wertschätzung zeigt sich oft in den kleinen Gesten des Alltags: ein Danke, ein kurzes Nachfragen, ein offenes Ohr.

Motivation entsteht genau dort, wo Verantwortung geteilt wird und Vertrauen spürbar ist. Wenn Aufgaben nach individuellen Stärken vergeben werden, entstehen

Räume für Engagement, Kreativität und Selbstbewusstsein. So entwickelt sich ein Arbeitsumfeld, in dem Menschen sich entfalten dürfen – und wollen.

10.3 Coaching und Supervision als Entwicklungsinstrumente

„Reflexion ist die Brücke zwischen Erfahrung und Wachstum."

Coaching und Supervision sind längst fester Bestandteil moderner Personalentwicklung. Sie unterstützen nicht nur bei fachlichen Herausforderungen, sondern stärken Resilienz, Klarheit und Teamkultur.

Coaching – für individuelle Entwicklung
Coaching bietet Raum für persönliche Reflexion. Es stärkt kommunikative Fähigkeiten, erweitert therapeutische Perspektiven und hilft, Stress oder innere Blockaden abzubauen. Besonders in Veränderungsprozessen oder bei der Übernahme neuer Aufgaben wirkt Coaching stabilisierend und motivierend.

Supervision – für Teamklarheit
Supervision unterstützt Teams dabei, Muster zu erkennen, Konflikte zu entschärfen und Kommunikation zu verbessern. Eine externe Sicht bringt Neutralität und neue Impulse. Typische Themen sind Rollenklärung, Abgrenzung, Teamdynamik und der Umgang mit herausfordernden Patient*innen.

Coaching und Supervision stärken den Menschen – und damit die Praxis. Denn wer sich selbst gut führen kann, begegnet auch anderen klarer, bewusster und mit mehr Freude an der Arbeit.

Ergänzung: Wichtige Fort- und Weiterbildungsadressen für Physiotherapeut*innen – im In- und Ausland.

Deutschland

Physiotherapieschulen & Weiterbildungszentren

- Manuelle Therapie/OMT
- Deutscher Verband für Manuelle Therapie (DVMT) – www.dvmt.de
- IFK Fortbildungsakademie – www.ifk-fortbildung.de
- Neurophysiologie/Bobath/PNF
  - IBITA Deutschland – www.bobath.de
  - PNF Deutschland – www.pnftheory.com

- Atemtherapie & psychosomatische Verfahren
  - ZVK – Deutscher Verband für Physiotherapie – www.physio-deutschland.de
  - Atemtherapiezentrum Ilse Middendorf – www.middendorf-institut.de

- Sportphysiotherapie
  - DOSB/OSP – www.dosb.de
  - Internationale Akademie für Sportphysiotherapie (IASPT) – www.iaspt.de

- Manuelle Lymphdrainage

  - KPE Akademie Lymphologic – www.lymphologic.de

Schweiz
- PhysioSwiss Fortbildungsangebote – www.physioswiss.ch
- Zürcher Hochschule für angewandte Wissenschaften (ZHAW) – www.zhaw.ch
- Spiraldynamik Akademie – www.spiraldynamik.com

Österreich
- Physio Austria – Fortbildungsdatenbank – www.physioaustria.at
- FH Campus Wien – Physiotherapie Weiterbildungen – www.fh-campuswien.ac.at

International

Europa
- International Maitland Teachers Association (IMTA) – www.imta.ch
- University of Brighton – MSc Physiotherapy (Weiterbildung) – www.brighton.ac.uk

Weltweit
- American Physical Therapy Association (APTA) – www.apta.org
- McKenzie Institute International – www.mckenzieinstitute.org

Weiterführende Literatur

Beck K, Krumbholz M (Hrsg) (2020) Personalentwicklung – Handbuch für die Praxis. Springer Gabler, Wiesbaden

Degener M, Müller D (Hrsg) (2018) Supervision und Coaching im Gesundheitswesen – Konzepte, Methoden, Anwendungsfelder. Wiesbaden, Springer VS

Schmidt F (2019) Coaching und Beratung in Organisationen – Grundlagen, Methoden, Praxis. Carl-Auer Verlag, Heidelberg

11 Zukunftsfähige Praxen – Innovation und Digitalisierung

> „Zukunft entsteht nicht irgendwann – sie entsteht heute durch das, was du veränderst.“

Zukunftsfähigkeit ist in der therapeutischen Welt kein Zufall. Sie ist das Ergebnis bewusster Entscheidungen, kontinuierlicher Anpassung und der Bereitschaft, neue Wege zu gehen. Während viele Praxen versuchen, sich an steigende Anforderungen, Fachkräftemangel und administrative Belastungen anzupassen, schaffen es einige, sich nicht nur zu behaupten, sondern sich weiterzuentwickeln – hin zu Orten, die Orientierung geben, Entlastung schaffen und Menschen inspirieren. Diese Praxen begreifen Wandel nicht als Bedrohung, sondern als Chance für Wachstum, Vereinfachung und Qualität.

Innovation klingt für viele nach großen Sprüngen: künstlicher Intelligenz, Robotik, Hightech, futuristischen Tools. Doch wirkliche Innovation zeigt sich viel leiser. Sie beginnt dort, wo eine Praxis ihren Alltag neu denkt: Wo Abläufe klarer werden, Kommunikation transparenter wird, Verantwortung geteilt und Ressourcen bewusster eingesetzt werden. Innovation zeigt sich in durchdachten Checklisten ebenso wie in digitalen Terminprozessen, in klaren Dokumentationsstrukturen genauso wie in einer modernen, stressreduzierten Praxisorganisation.

Digitalisierung ist dabei kein Selbstzweck, sondern ein Werkzeug. Ein Werkzeug, das entlasten, vereinfachen und verbinden kann. Für viele Teams bedeutet Digitalisierung vor allem eines: mehr Zeit für das Wesentliche – den Menschen. Digitale Dokumentation, automatisierte Terminprozesse, Videosprechstunden für Beratung, eine effiziente interne Kommunikation oder digitale E-Learning-Bereiche eröffnen neue Freiräume und reduzieren administrative Lasten, die sonst wertvolle Energie binden. Die Frage lautet daher nicht: „Wie digital sind wir?“ –

D. Marchadier, *Unternehmensführung in der Physiotherapie*,
https://doi.org/10.1007/978-3-662-73166-6_11

sondern: „Welche digitalen Lösungen stärken unser Team und verbessern die Versorgung?“

Eine zukunftsfähige Praxis ist nicht die größte, modernste oder am stärksten digitalisierte. Sie ist die Praxis, die bereit ist, sich stetig anzupassen – klug, menschlich und konsequent am Bedarf des Teams und der Patient*innen orientiert. Zukunftsfähigkeit bedeutet, offen zu bleiben: für technische Neuerungen, für neue Versorgungsmodelle, für veränderte Erwartungen der Mitarbeiter*innen und für die Potenziale eines zunehmend vernetzten Gesundheitssystems. Sie bedeutet, regelmäßig innezuhalten und zu fragen: Was braucht unser Team, um gut arbeiten zu können? Was brauchen unsere Patient*innen, um sich gut begleitet zu fühlen? Und was brauchen wir als Praxis, um langfristig stabil zu bleiben?

Praxen, die diese Fragen ernst nehmen, gestalten aktiv, anstatt zu reagieren. Sie entwickeln Strukturen, die flexibel bleiben. Sie schaffen Rollen, die Verantwortung verteilen. Sie nutzen Technik dort, wo sie entlastet – nicht dort, wo sie verkompliziert. Und sie behalten dabei immer im Blick, dass jede Innovation nur so gut ist wie die Menschen, die sie anwenden. Die Qualität einer Praxis entsteht nicht durch Geräte oder Software, sondern durch ein Team, das bereit ist, Neues zu lernen und Bestehendes zu verbessern.

Dieses Kapitel lädt dazu ein, Innovation greifbar zu machen – nicht als großes Zukunftsprojekt, sondern als Haltung im Alltag. Es zeigt, wie Digitalisierung sinnvoll integriert werden kann, wie Praxen sich gegenüber neuen Entwicklungen öffnen und wie sich ein Arbeitsumfeld gestalten lässt, das modern, menschlich und widerstandsfähig zugleich ist. Denn die Zukunft wartet nicht – sie beginnt genau hier, in den Entscheidungen, die jeden Tag getroffen werden.

11.1 Digitalisierung als Entlastung für das Team

„Digitalisierung ersetzt keine Menschen – sie schafft Zeit für Menschlichkeit.“

Die Entwicklung der letzten Jahre zeigt deutlich: Digitalisierung ist kein Zusatz mehr, sondern eine Grundvoraussetzung, um therapeutische Arbeit in hoher Qualität anbieten zu können. Der steigende Dokumentationsdruck, wachsende Patient*innenzahlen, komplexe Abrechnungsprozesse und der Wunsch nach guter Work-Life-Balance machen es notwendig, Routinen zu vereinfachen.

Digitale Systeme können enorm entlasten – wenn sie richtig ausgewählt und sinnvoll implementiert werden. Es geht nicht darum, Technik um der Technik willen einzusetzen, sondern darum, das Team zu stärken, effiziente Abläufe zu schaffen und wertvolle Zeit zurückzugewinnen.

Digitale Tools als tägliche Unterstützung In vielen Praxen ist die Zurückhaltung gegenüber digitalen Lösungen groß – aus Sorge vor Mehrarbeit, hohen Kosten oder fehlender Technikaffinität. Doch die Realität zeigt: Gerade kleine Praxen profitieren besonders stark von klug ausgewählten digitalen Hilfsmitteln.

Beispiele aus der Praxis:

1. Online-Terminbuchung

   - Entlastet die Rezeption deutlich
   - Reduziert das Telefonaufkommen um bis zu 60 %
   - Schafft 24/7-Erreichbarkeit
   - Verbessert die Termintreue

   Patient*innen lieben Flexibilität – und Mitarbeiter*innen lieben Ruhe im Alltag.

2. Digitale Patient*innenakte

   - Weniger Papier
   - Schnellere Dokumentation
   - Klarere Teamkommunikation
   - Nahtlose Vertretungen

   In Zeiten hoher Komplexität sind strukturierte Daten ein Schatz, der Zeit spart und die therapeutische Qualität erhöht.

3. Automatisierte Terminerinnerungen

   - Minimieren Ausfallquoten
   - Erhöhen Planungssicherheit
   - Schaffen Verlässlichkeit für alle Beteiligten

   Einmal eingerichtet, arbeitet dieses Tool leise im Hintergrund – und spart jährlich viele Stunden unnötiger Nachtelefonie.

4. Digitale Abrechnungssysteme

   - Sorgen für Übersicht
   - Reduzieren Fehler
   - Beschleunigen Prozesse
   - Dienen als Controlling-Instrument

   Gerade Praxisinhaber*innen profitieren von klaren, aussagekräftigen Auswertungen, um wirtschaftlich fundierte Entscheidungen zu treffen.

5. Therapie-Apps und Online-Übungsprogramme

   - Fördern die Compliance
   - Stärken die Eigenverantwortung
   - Ermöglichen Hybrid-Behandlungsmodelle
   - Verlängern den Erfolg über die Behandlung hinaus

   Diese Tools ersetzen keine therapeutische Arbeit – sie ergänzen sie sinnvoll.

Menschlichkeit trotz Technik
Einer der größten Einwände gegen Digitalisierung lautet:

> „Geht damit das Persönliche verloren?"

Die Antwort: Nein. Das Gegenteil ist der Fall.

Digitalisierung übernimmt Routineaufgaben – nicht Beziehung. Die Zeit, die das Team durch digitale Strukturen gewinnt, fließt zurück in das, was Physiotherapie ausmacht:

- Menschliche Nähe
- Berührung
- Empathie
- Zuhören
- Echte therapeutische Präsenz

Je besser die Technik im Hintergrund funktioniert, desto freier wird der Mensch im Vordergrund.

▶ Führen Sie neue Systeme schrittweise ein – und immer mit dem Team, nicht für das Team. Wer sich einbringen darf, entwickelt Mitverantwortung. Wer verstanden hat, warum ein System hilfreich ist, erlebt Digitalisierung nicht als Belastung, sondern als Erleichterung.

11.2 Innovation im therapeutischen Alltag

Innovation bedeutet nicht, ständig Neues einzuführen. Es bedeutet, das Vorhandene kontinuierlich zu verbessern. Zukunftsfähige Praxen stellen regelmäßig Fragen wie:

- Wo verlieren wir Zeit?
- Wo entsteht Stress?
- Welche Abläufe sind komplizierter, als sie sein müssten?
- Welche Aufgaben könnten automatisiert werden?
- Welche Herausforderungen belasten unser Team am meisten?

Die Antworten führen zu kleinen Veränderungen, die große Wirkung haben.

Teamorientierte Innovation
Besonders bedeutsam sind Ideen, die aus dem Team kommen. Mitarbeiter*innen wissen oft am besten, welche Schritte unnötig, welche Prozesse schwerfällig oder welche Arbeitsbereiche unübersichtlich sind. Zukunftsfähige Praxen:

- fördern Ideenrunden,
- etablieren Verbesserungsmeetings,
- nutzen digitale Kanban-Tools,
- arbeiten mit kurzen Feedbackschleifen.

Ein Team, das mitgestalten darf, ist motivierter – und liefert bessere Lösungen als jede externe Beratung.

Innovation braucht Mut zur Vereinfachung
Viele Praxen versuchen, alles gleichzeitig zu perfektionieren. Doch oft entsteht der größte Gewinn durch Vereinfachung:

- Reduktion auf klare Abläufe
- Kluge Einsatzplanung
- Gut strukturierte Kommunikation
- Bewusste Priorisierung

Innovativ ist nicht, wer mehr macht – sondern wer es einfacher macht.

11.3 Zukunftstrends in der Physiotherapie

Zukunftsfähige Praxen beobachten Entwicklungen und prüfen, was davon sinnvoll ist. Aktuelle Trends:

1. Hybride Versorgung
   Kombination aus Präsenz und digitalen Elementen (Apps, Videos, Check-ins). Vorteil: mehr Flexibilität, bessere Patient*innenbindung.
2. Wearables & Tracking
   Sensoren ermöglichen Fortschrittsmessung, Bewegungsanalyse und Motivation. Noch jung – aber vielversprechend.
3. KI-basierte Dokumentationshilfen
   Spracherkennung, automatische Textbausteine, intelligente Vorschläge. Entlasten – ohne therapeutische Haltung zu ersetzen.
4. Gesundheitsökosysteme
   Vernetzte Zusammenarbeit mit Ärzt*innen, Trainer*innen, Coaches. Mehr Sichtbarkeit, neue Patient*innenwege.
5. Spezialisierung statt Austauschbarkeit
   Reflexion der eigenen Stärken und Positionierung. Zukunft haben Praxen mit Schärfe – nicht mit Beliebigkeit.

11.4 Der menschliche Faktor bleibt entscheidend

So digital die Zukunft auch wird – der wichtigste Erfolgsfaktor bleibt der Mensch. Eine Praxis wird zukunftsfähig, wenn:

- sie ihre Mitarbeite*innen ernst nimmt,
- sie Entwicklung fördert,
- sie gute Arbeitsbedingungen schafft,
- sie moderne, verlässliche Strukturen bietet,
- sie eine Kultur lebt, die Sicherheit UND Wachstum ermöglicht.

Digitalisierung ist ein Werkzeug. Kultur ist das Fundament. Beides zusammen bildet die Zukunft.

Innovationen im Leistungsangebot
Neben der Spezialisierung zählen neue Formate und Angebotswege zu den wichtigsten Innovationstreibern:

- Teletherapie & Online-Beratungen: ermöglichen Flexibilität für Patient*innen und Mitarbeiter*innen, insbesondere bei ländlicher Versorgung.
- Online-Workshops oder Hybridkurse: verbinden Therapie mit digitaler Wissensvermittlung.
- Selbstzahler*innenprogramme & Präventionskonzepte: erweitern die wirtschaftliche Basis und schaffen Raum für kreative Behandlungsformen.
- Integrative Konzepte: z. B. Kombination von Physiotherapie, Atemarbeit und Coaching – ganz im Sinne eines modernen Gesundheitsverständnisses.

Innovationskultur fördern
Innovationen entstehen nicht nur durch Leitung, sondern aus dem Team heraus. Geben Sie den Mitarbeiter*innen die Möglichkeit, Ideen einzubringen – ob neue Kursformate, digitale Tools oder organisatorische Verbesserungen.

11.5 Praxistipp – Innovationsmeetings

Richten Sie ein monatliches Innovationsmeeting ein: 20 min, in denen jede Person Vorschläge einbringen darf. Viele kleine Impulse ergeben mit der Zeit große Veränderungen. Innovation ist kein Geistesblitz – sie ist eine Haltung des offenen Denkens.

11.6 Netzwerke und Kooperationen für Wachstum

Kooperationen sind ein zentraler Wachstumstreiber für moderne Praxen. Sie erweitern das Angebot, steigern die Sichtbarkeit und schaffen Synergien, die langfristig tragen.

Kooperationen als Multiplikator
Durch Partnerschaften mit anderen Einrichtungen können Ressourcen gebündelt und neue Zielgruppen erschlossen werden. Das stärkt die Praxis wirtschaftlich und macht sie für Fachkräfte attraktiver, denn Kooperationen machen sichtbarer und Sichtbarkeit zieht Talente an.

Beispiele für sinnvolle Kooperationen:

- Ärzt*innen und Kliniken bei interdisziplinärer Nachbehandlung oder Prävention
- Fitnessstudios & Reha-Zentren im Rahmen gemeinsamer Kursprogramme oder Gerätezugänge
- Ernährungsberater*innen, Heilpraktiker*innen, Coaches für ganzheitliche Gesundheitskonzepte
- Schulen & Hochschulen für Praktika, Workshops oder Forschungsprojekte
- Unternehmen in Hinblick auf betriebliche Gesundheitsförderung und Corporate-Health-Programme

Regionale Netzwerke und Austauschformate
Auch lokale Netzwerke tragen zur Zukunftsfähigkeit bei. Ob Qualitätszirkel, interdisziplinäre Arbeitsgruppen oder regionale Gesundheitsverbände – der Austausch hält Wissen aktuell und stärkt den Ruf ihrer Praxis.

11.7 Praxistipp – Netzwerkabende

Organisieren Sie jährlich einen Netzwerkabend oder einen Gesundheitstag in Ihrer Region. Das fördert Kooperationen, Positionierung und den Ruf als engagierte*r Arbeitgeber*in.

Wachstum durch Zusammenarbeit
Gemeinsame Projekte mit Partnerpraxen oder Ärzt*innen ermöglichen eine breitere Versorgung und größere Sichtbarkeit – ohne die eigene Unabhängigkeit aufzugeben. Gerade für kleinere Praxen kann das eine effektive Alternative zu Expansion oder Filialisierung sein.

Beispiel
Zwei Praxen teilen sich einen Kursraum, eine Marketingassistenz oder gemeinsame IT-Ressourcen – Kosten sinken, Effizienz und Professionalität steigen. Kooperation ist die moderne Form der Konkurrenzfähigkeit.

> Innovation bedeutet nicht, immer die Ersten zu sein – sondern die Mutigen, die bereit sind, Neues auszuprobieren. Digitalisierung, Spezialisierung und Kooperation sind keine Trends, sondern Werkzeuge, um die Zukunft zu gestalten.

Literatur

Birmele C, Bömers J, Merklin-Wendle A (2024) Crashkurs Mitarbeiter-Onboarding. Haufe Verlag

Brenner D (2020) Onboarding – Als Führungskraft neue Mitarbeiter erfolgreich einarbeiten und integrieren. Springer Gabler

Dávila N, Piña-Ramírez W (2018) Effective onboarding. ATD Press

Green-Wilson JE (Hrsg) (2025) Fundamentals of Management in Physical Therapy: a roadmap for intention and impact. Routledge.

Kotter JP (2012) Leading change. Harvard Business Review Press

Rutte R (2024) Atemtherapie (Physiotherapie basics, 4. Aufl.). Springer.

Sinek S (2011) Start with why – Wie große Führungspersönlichkeiten inspirieren. Redline

Van den Berg F et al. (2016) Physiotherapie für alle Körpersysteme. Thieme Verlag.

von Rosenstiel L, Regnet E, Domsch ME (Hrsg) (2025) Führung von Mitarbeitern und Mitarbeiterinnen. Schäffer-Poeschel

Krisen meistern – Mitarbeiter*innenbindung in schwierigen Zeiten

12

> „Krisen sind keine Zeichen von Scheitern – sie sind Prüfungen, in denen sich wahre Führung zeigt.“

Jede Praxis erlebt Phasen, in denen es nicht rund läuft. Ob wirtschaftliche Einbrüche, politische Veränderungen, Krankheitswellen oder personelle Engpässe – das Gesundheitswesen ist ständig in Bewegung, oft unvorhersehbar und immer wieder herausfordernd. Und doch gilt: Die Frage ist nicht, *ob* eine Krise kommt, sondern wie Sie als Führungskraft und Ihr Team damit umgehen.

Krisen wirken wie ein Brennglas. Sie legen offen, was lange im Verborgenen lag: Strukturen, die tragen – oder solche, die schon länger auf wackeligen Beinen stehen. Sie zeigen, wie stabil Prozesse sind, wie klar Kommunikationswege funktionieren und wie groß der Zusammenhalt im Team wirklich ist. Gerade dann, wenn Unsicherheit im Raum steht, zeigt sich, ob Vertrauen und Loyalität lediglich Schlagworte sind oder tatsächlich gelebte Realität.

In turbulenten Zeiten braucht es Führungspersönlichkeiten, die Ruhe ausstrahlen, Orientierung geben und die Balance halten zwischen konsequentem Handeln und menschlicher Verbundenheit. Denn Mitarbeiter*innenbindung entsteht nicht in Zeiten des Erfolgs, sondern in Zeiten der Belastung. Menschen bleiben dort, wo sie sich gehört, gesehen und getragen fühlen – besonders dann, wenn es draußen stürmt.

Stabile Strukturen, transparente Kommunikation und eine resiliente Haltung sind daher mehr als nur Managementwerkzeuge. Sie sind das Fundament, das eine Praxis durch wechselhafte Jahre trägt. Eine klare Vision, verlässliche Abläufe und die Fähigkeit, mutig und lösungsorientiert zu reagieren, schaffen Sicherheit – und genau diese Sicherheit brauchen Mitarbeiter*innen, um ihre Kraft einzubringen und ihr Potenzial zu entfalten.

D. Marchadier, *Unternehmensführung in der Physiotherapie*,
https://doi.org/10.1007/978-3-662-73166-6_12

Krisen sind Momente der Wahrheit. Sie zeigen, wie fest die Bindung im Team ist, wie sehr Menschen bereit sind, füreinander einzustehen, und wie wirksam Ihre Führungsentscheidungen wirklich sind. Gleichzeitig bieten sie die Chance, bestehende Muster zu hinterfragen, liegengebliebene Themen zu klären und neue Wege zu beschreiten. Vieles, was in ruhigen Zeiten übersehen wird, tritt nun klar hervor: welche Arbeitsabläufe verbessert werden müssen, welche Rollen neu gedacht werden dürfen und an welchen Stellen Kommunikation oder Haltung nachjustiert werden sollte.

Doch eine Krise bedeutet nicht Stillstand – sie bedeutet Entwicklung. Für Ihre Praxis, für Ihr Team und auch für Sie persönlich. Denn jede Herausforderung trägt das Potenzial in sich, die Basis für stärkere Verbindungen und nachhaltige Stabilität zu schaffen. Es lohnt sich, diese Zeiten aktiv zu gestalten und nicht nur zu überstehen. Denn aus den Krisen, die Sie heute meistern, entsteht das Vertrauen, das Sie morgen tragen wird.

12.1 Wirtschaftliche Herausforderungen und ihr Einfluss auf das Team

„Finanzielle Stabilität ist kein Zufall – sie ist das Ergebnis von Weitsicht und Verantwortung."

Wirtschaftliche Schwankungen gehören zum Unternehmer*innentum. In der Physiotherapie können sie durch politische Entscheidungen, Vergütungssysteme, pandemische Ereignisse oder veränderte Patient*innenstrukturen entstehen.

Eine vorausschauende Planung hilft, handlungsfähig zu bleiben – ohne in Panik zu geraten.

Finanzielle Stabilität schaffen

- Rücklagenbildung: Planen Sie jährlich eine finanzielle Reserve ein, um 3–6 Monate Betriebskosten abzufedern. So können Sie Durststrecken überbrücken, ohne sofort Personalabbau oder drastische Einschnitte vorzunehmen.
- Kosten regelmäßig prüfen: Analysieren Sie Fixkosten, Versicherungen, Materialaufwand und externe Dienstleistungen mindestens zweimal im Jahr. Oft lassen sich stille Kosten senken, ohne die Qualität zu gefährden.
- Förderprogramme und Zuschüsse: Nutzen Sie regionale Wirtschaftsförderungen, Digitalisierungszuschüsse oder Fortbildungsförderungen. Gerade

im Gesundheitswesen gibt es attraktive Programme – etwa zur Mitarbeiter*innenqualifikation oder Energieeffizienz.
- Umsatzdiversifizierung: Ergänzen Sie klassische Therapiezeiten durch Prävention, Coaching, Firmenangebote oder digitale Leistungen. Das stabilisiert die Einnahmen auch in schwierigen Phasen.

Auswirkungen auf das Team

Mitarbeiter*innen spüren finanzielle Unsicherheit sofort – selbst wenn Sie diese nicht offen ansprechen. Sinkende Patient*innenzahlen, reduzierte Stundenzahlen oder ausbleibende Investitionen werden wahrgenommen.

Deshalb ist Transparenz entscheidend:

Offene Kommunikation über die Lage und geplante Maßnahmen stärkt das Vertrauen und verhindert, dass Gerüchte die Stimmung vergiften.

12.2 Praxistipp – Handlungsempfehlungen

1. Finanz-Check durchführen: Erstellen Sie einmal im Quartal eine einfache Übersicht über Einnahmen, Ausgaben und Liquidität.
2. Kommunikationsroutine etablieren: Teilen Sie mit dem Team monatlich relevante Informationen – ehrlich, aber lösungsorientiert.
3. Kostenbewusst, aber nicht knauserig handeln: Streichen Sie nicht zuerst dort, wo Motivation entsteht (z. B. bei Fortbildungen oder Teamaktivitäten).
4. Kreativ werden: Prüfen Sie Kooperationen oder neue Geschäftsfelder (z. B. betriebliche Gesundheitsförderung, Online-Angebote, Workshops).
5. Vorbild zeigen: Bleiben Sie ruhig, klar und positiv – Führung beginnt in der Haltung.

Wie man Mitarbeiter*innen in unsicheren Zeiten Halt gibt

Unsichere Zeiten bringen ein Unternehmen selten ausschließlich auf der ökonomischen Ebene in Bewegung. In Wahrheit werden vor allem die emotionalen Systeme innerhalb eines Teams gefordert: Sicherheit, Orientierung, Verbundenheit und Vertrauen geraten ins Wanken. Mitarbeiter*innen möchten wissen, wo sie stehen, ob sie Ihrer Führung vertrauen können und ob es einen verlässlichen Rahmen gibt, an dem sie sich festhalten können. Gerade wenn Zukunftsprognosen schwanken und Entscheidungen unter Vorbehalt getroffen werden müssen, wird die innere Haltung der Führungskraft zum entscheidenden Anker. In Krisen zeigt sich nicht nur die Stabilität eines Unternehmens, sondern vor allem die Qualität der menschlichen Beziehungen, die darin wirken.

Transparente Kommunikation als Anker

Eine der stärksten Stabilisierungsformen für Teams ist die transparente, regelmäßige und achtsame Kommunikation. Menschen ertragen Unsicherheit deutlich leichter, wenn sie zumindest wissen, dass ihre Führungskraft die Lage aktiv beobachtet und sie informiert. Selbst unvollständige Informationen können beruhigender wirken als Stille, denn Schweigen schafft Raum für Spekulation, und Spekulation erzeugt Angst.

Regelmäßige Updates – ob wöchentlich, zweiwöchentlich oder anlassbezogen – machen deutlich: „Ich bin dran. Ich sehe, was passiert. Und ich halte euch auf dem Laufenden." Gerade in Krisenzeiten ist nicht Perfektion, sondern Präsenz gefragt. Eine Aussage wie:

> „Wir wissen noch nicht, wie sich die kommenden Monate entwickeln, aber wir prüfen verschiedene Wege und halten Sie jede Woche auf dem Laufenden."

signalisiert Verantwortungsbewusstsein und Zugewandtheit. Auch kleine Gesprächsrunden – persönlich oder digital – können helfen, Unsicherheiten zu reduzieren. Mitarbeiter*innen möchten nicht nur informiert, sondern eingebunden werden. Schon das Gefühl, dass Raum für Fragen vorhanden ist, vermindert die innere Anspannung.

Darüber hinaus lohnt sich eine klare Kommunikationsstruktur:

- Feste Informationskanäle (z. B. ein wöchentlicher Teamnewsletter, kurze Videos, ein regelmäßiges Jour-Fixe)
- Transparenz über Entscheidungsprozesse
- Benennen von Grenzen: Was wissen wir? Was wissen wir nicht? Vor allem: Warum?

Diese Art der offenen Kommunikation schafft ein Klima, in dem Unsicherheit nicht beschämend ist, sondern als gemeinsamer Zustand anerkannt wird, den man zusammen bewältigen kann.

Emotionale Stabilität fördern

Führung in Krisenzeiten bedeutet vor allem, emotional präsent zu sein. Menschen orientieren sich unbewusst an der „emotionalen Temperatur" ihrer Leitung. Wenn eine Führungskraft hektisch, nervös oder vermeidend wirkt, überträgt sich diese

Unruhe auf das ganze Team. Wenn sie hingegen ruhig, zugewandt und offen bleibt, wirkt das wie ein kollektives Beruhigungssignal.

Emotionale Präsenz heißt nicht, alle Probleme lösen zu müssen. Oft reicht es, Sorgen ernst zu nehmen. Mitarbeiter*innen wollen gehört werden – nicht abgefertigt. Es macht einen Unterschied, ob jemand sagt:

> „Ich kann Ihre Sorge verstehen, und ich nehme sie mit in unsere weiteren Überlegungen."

oder ob Probleme direkt relativiert oder übergangen werden.

Hilfreiche Maßnahmen für emotionale Stabilität

1. Regelmäßige Check-ins

   Kurze 10–15-minütige Einzelgespräche, in denen nicht der operative Stand, sondern der persönliche Zustand im Fokus steht:

   - „Wie geht es dir gerade mit der Situation?"
   - „Gibt es etwas, das dir helfen würde?"
   - „Was brauchst du, um handlungsfähig zu bleiben?"

   Diese Gespräche wirken wie kleine Entlastungsventile und geben der Führungskraft ein Gefühl für die Stimmung im Team.

2. Gemeinsame Reflexion
   Menschen schöpfen Kraft aus Erinnerung. Zu fragen:

   - „Welche Ressourcen haben wir?"
   - „Was hat uns in der Vergangenheit getragen?"
   - „Welche Stärken unseres Teams zeigen sich gerade?"

   - verankert das Erlebte in einem positiven Selbstbild.
3. Gemeinsame Zielsetzung

   In Krisen verlieren Menschen das Gefühl für Wirksamkeit. Ein klarer Plan – selbst für kleine, erreichbare Schritte – gibt Orientierung:

   - „Was können wir diese Woche beeinflussen?"
   - „Welche Mikroziele schaffen Struktur?"

So entsteht ein Gefühl von Kontrolle, selbst wenn der große Rahmen unsicher bleibt.

Gemeinschaft stärken

Unsichere Zeiten lösen nicht nur Stress aus – sie schaffen paradoxerweise auch eine besondere Form von Verbundenheit. Wer gemeinsam durch schwierige Phasen geht, entwickelt ein tiefes Wir-Gefühl. Dieses Gefühl muss jedoch bewusst gepflegt werden. Gerade wenn Belastungen hoch sind, neigen Teammitglieder dazu, sich zurückzuziehen und in Einzelkämpfertum zu verfallen. Das Gegenmittel ist gelebte Gemeinschaft.

Wirkungsvolle Formen der Gemeinschaftspflege

1. Kleine Teamevents mit großer Wirkung
   Ein spontanes Frühstück, eine gemeinsame Pause, ein kurzer Spaziergang nach einem intensiven Meeting – all das signalisiert: „Wir sind mehr als unser Stress." Verschnaufmomente fördern Zugehörigkeit und stärken die Basis für resilientes Handeln.
2. Rituale der Wertschätzung
   Wertschätzung wirkt in Krisenzeiten doppelt: Sie senkt Stress und steigert Zugehörigkeit.
   Beispiel: Ein handgeschriebener Dankesbrief an das Team oder ein wöchentliches „Wofür bin ich dieser Woche dankbar?"-Ritual stärkt die psychologische Sicherheit.
3. Gemeinsame Lösungsräume schaffen
   Teams gewinnen Energie, wenn sie Teil der Lösung sein dürfen. Ideenrunden, Innovationsmeetings oder moderierte Workshops fördern das Gefühl: „Wir gestalten unsere Zukunft gemeinsam."

Psychologische Sicherheit als Fundament

Unsichere Zeiten testen die psychologische Sicherheit eines Teams:

- Dürfen Mitarbeiter*innen Fehler zugeben?
- Können sie Zweifel äußern, ohne Angst zu haben?
- Wird Kritik als Bedrohung oder als Ressource gesehen?

Führungskräfte, die psychologische Sicherheit aktiv fördern, stärken die Fähigkeit ihres Teams, auch unter Druck klar und konstruktiv zu handeln. Beispiele dafür sind:

- Regelmäßige Fragen nach Meinungen aller
- Aktives Einholen von Gegenperspektiven
- Klare Reaktion auf respektlose Kommunikation
- Konsequentes Vorleben von Fehleroffenheit

Ein Team, das sich sicher fühlt, bleibt leistungsfähig – selbst wenn äußere Faktoren chaotisch wirken.

Rolle der Führungskraft: Haltung statt Perfektion
In Krisenzeiten wird die Führungskraft zum emotionalen Vorbild. Perfektion ist unmöglich – Authentizität hingegen unverzichtbar. Mitarbeiter*innen spüren sehr genau, wenn Unsicherheiten verborgen werden. Offen zuzugeben, dass man selbst nicht alles weiß, wirkt menschlich und verbindend.

Zugleich ist es wichtig, nicht in die emotionale Abwärtsspirale des Teams einzusteigen. Führung bedeutet, einen klaren inneren Stand zu halten. Das gelingt durch:

- Selbstreflexion
- Professionelle Distanz
- Regelmäßige Supervision oder Coaching
- Klare persönliche Grenzen

Nur wer innerlich stabil bleibt, kann anderen Halt geben.

Praktische Impulse für den Führungsalltag in unsicheren Zeiten

- Starten Sie Meetings mit einer kurzen emotionalen Standortbestimmung: „Wie kommen wir heute hier an?“
- Nutzen Sie visuelle Tools wie Stimmungsbarometer oder Energiekarten.
- Führen Sie ein wöchentliches „Mut-Protokoll“ ein: Was hat uns diese Woche gestärkt?
- Betonen Sie bewusst die Stärken Ihres Teams.
- Machen Sie sichtbar, was bereits gelungen ist.
- Fördern Sie Pausen und Atemräume – im wahrsten Sinne des Wortes.

Gerade in medizinischen, pflegerischen und therapeutischen Berufen – wie der Physiotherapie – spielen Ruhe und innere Orientierung eine enorme Rolle. Atemtechniken, kurze Körperübungen oder Minimeditationen können Mitarbeiter*innen helfen, auch im hektischen Alltag präsent zu bleiben.

► Unsicherheit ist eine natürliche Begleiterin jeder Veränderung. Doch die Art und Weise, wie Führungskräfte kommunizieren, zuhören und Orientierung geben, entscheidet darüber, ob ein Team unter der Belastung zerbricht – oder zusammenwächst. Offenheit, emotionale Präsenz und gelebte Gemeinschaft sind die stärksten Werkzeuge, um in turbulenten Zeiten Stabilität zu schenken. Führung bedeutet in diesen Momenten weniger, alles zu wissen, sondern vielmehr, Halt zu geben: durch Klarheit, Zugewandtheit und ein echtes Miteinander.

12.3 Resilienz und Veränderungsmanagement in der Praxis

Resilienz ist die Fähigkeit, auch unter Druck handlungsfähig zu bleiben, Rückschläge zu verarbeiten und daraus gestärkt hervorzugehen. Sie ist kein angeborenes Talent, sondern eine Haltung, die gefördert und trainiert werden kann – individuell und im Team.

Was ist Resilienz?
Der Begriff stammt vom Lateinischen "resilire", was „zurückspringen" bedeutet. In der Psychologie beschreibt er die Fähigkeit, Krisen zu bewältigen, ohne daran zu zerbrechen – und im besten Fall daraus zu wachsen.

Eine resiliente Praxis zeichnet sich durch Flexibilität, Zusammenhalt und eine positive Grundhaltung aus. Sie betrachtet Herausforderungen als Lernchancen, nicht als Bedrohung.

„Resilienz ist kein Panzer, sondern ein inneres Gleichgewicht."

Warum Resilienz in der Praxis heute so wichtig ist

Das Gesundheitswesen steht unter ständigem Druck: Bürokratie, Personalmangel, hohe Erwartungshaltung. Ohne Resilienz kann dieser Druck in Überforderung, Konflikten oder innerer Distanz enden.

Ein resilient geführtes Team dagegen bleibt lösungsorientiert, zuversichtlich und verbunden – selbst, wenn äußere Umstände sich verändern.

Die sieben Säulen der Resilienz

1. Optimismus: den Glauben behalten, dass Schwierigkeiten lösbar sind.
2. Akzeptanz: Realität anerkennen, statt dagegen anzukämpfen.
3. Selbstwirksamkeit: Vertrauen in die eigene Fähigkeit, Einfluss zu nehmen.
4. Eigenverantwortung: Verantwortung für das eigene Handeln übernehmen.
5. Beziehungsorientierung: Verbundenheit und gegenseitige Unterstützung pflegen.
6. Lösungsorientierung: den Fokus auf Handlung statt auf Probleme lenken.
7. Zukunftsorientierung: Visionen und Ziele behalten, auch in Krisen.

Diese sieben Säulen können gezielt trainiert werden – durch Coaching, Reflexion oder gemeinsame Teamübungen.

▶ Starten Sie ein monatliches „Resilienz-Meeting“ – 30 min, in denen das Team reflektiert, was gut lief, welche Herausforderungen es gab und welche Stärken sichtbar wurden. Das schafft Bewusstsein und Selbstvertrauen.

Veränderungsmanagement mit positiver Resilienz

> „Veränderung gelingt, wenn Menschen sie verstehen, mitgestalten und tragen dürfen.“

Veränderungsmanagement bedeutet, Wandel bewusst zu steuern – nicht zu erleiden. Gerade in Krisenzeiten ist es entscheidend, Mitarbeiter*innen frühzeitig einzubeziehen, um Akzeptanz und Motivation zu sichern.

Schritte erfolgreichen Veränderungsmanagements:

1. Transparenz schaffen: erklären, warum Veränderung notwendig ist.
2. Beteiligung ermöglichen: Fragen nach Ideen, Ängsten und Vorschlägen.
3. Pilotprojekte starten: kleine Schritte ausprobieren, statt große Ankündigungen zu machen.
4. Feedback einholen: regelmäßig nachjustieren und Lernerfahrungen teilen.

5. Erfolge sichtbar machen: Jeder Fortschritt verdient Anerkennung.

So entsteht das Gefühl, gemeinsam zu gestalten, statt „betroffen“ zu sein.

12.4 Praxistipps und Handlungsempfehlungen zur Resilienzförderung

- Regelmäßige Teamsupervisionen schaffen: Raum für Reflexion und emotionale Entlastung.
- Workshops zu Stressmanagement und Selbstfürsorge: stärken individuelle Widerstandskraft.
- Führung durch Vorbild: Als Leitung selbst Pausen nehmen, Grenzen achten und authentisch bleiben.
- Fehlerkultur leben: Fehler als Lernchancen begreifen und gemeinsam Lösungen suchen.
- Erfolge feiern – auch kleine: Sichtbare Anerkennung steigert Teamenergie.

> „Resilienz wächst dort, wo Menschen sich gegenseitig stützen, statt sich zu bewerten.“

Fazit – gemeinsam stark bleiben
Krisen sind unvermeidlich – doch sie sind auch Entwicklungsschübe. Wenn Sie als Leitung Ruhe bewahren, ehrlich kommunizieren und Ihr Team aktiv einbinden, kann jede Krise zum Katalysator für Zusammenhalt, Innovation und Wachstum werden.

Resilienz bedeutet, Vertrauen zu kultivieren – in sich selbst, in Ihrem Team und in die Zukunft. Denn selbst in stürmischen Zeiten gilt: Nicht der stärkste Baum überlebt den Sturm, sondern der, der sich am besten biegt.

12.5 Schlusswort – Ihr Weg zur Arbeitgeber*innenpraxis

Sie haben nun einen umfassenden Werkzeugkoffer an Strategien, Ideen und Praxisbeispielen in der Hand. Vom Aufbau Ihrer Arbeitgeber*innenmarke über modernes Recruiting, wertschätzende Führung, nachhaltige Mitarbeiter*innenbindung, innovative Arbeitsstrukturen bis hin zur souveränen Krisenbewältigung – all diese Elemente bilden das Fundament einer Praxis, die Menschen nicht nur anzieht, sondern langfristig hält.

Dieses Buch möchte Ihnen Orientierung geben, Mut machen und Türen öffnen. Doch eines bleibt unverändert: Wissen allein verändert nichts. Erst das Handeln macht den Unterschied. Erst durch Umsetzung wird aus einer Idee eine Entwicklung – und aus Entwicklung entsteht eine Kultur, die spürbar wird, innen wie außen.

Wählen Sie deshalb einen Punkt aus diesem Buch, den Sie innerhalb der nächsten zwei Wochen umsetzen werden. Warten Sie nicht, bis „mehr Zeit" ist oder „die Lage sich beruhigt hat". Veränderung beginnt selten in perfekten Momenten – aber immer in klaren Entscheidungen. Vielleicht starten Sie mit einer offenen Bewerbungsmöglichkeit über WhatsApp, die den Bewerbungsprozess für Interessierte erleichtert. Vielleicht etablieren Sie ein kleines Ritual im Team, das Verbindung schafft. Oder Sie setzen ein klar kommuniziertes Fortbildungsbudget um, das zeigt: Entwicklung ist bei Ihnen nicht nur erlaubt, sondern erwünscht.

Unterschätzen Sie die Kraft der kleinen Schritte nicht. Jede kleine Veränderung setzt Energie frei. Sie sendet ein Signal – an Sie selbst, an Ihr Team und an alle Menschen, die sich für Ihre Praxis interessieren. Sie zeigt: Entwicklung ist kein Ziel, das irgendwann erreicht wird. Entwicklung ist ein Weg, der jeden Tag gegangen werden kann. Und Führung bedeutet, diesen Weg vorzuleben.

Warten Sie nicht auf „bessere Umstände". Beginnen Sie jetzt – mit dem, was da ist. Mit denen, die da sind. Mit den Möglichkeiten, die sich bereits öffnen, sobald Sie den ersten Schritt tun. In einer Zeit, in der Unsicherheit und Veränderung zum Alltag gehören, ist Ihre Haltung wichtiger denn je: klar, authentisch, menschlich und entschlossen.

> „In einer Welt, die sich ständig verändert, ist Authentizität die stabilste Währung."

Wenn Sie begeistert führen, klar kommunizieren und mutig neue Wege gehen, werden Sie nicht nur Fachkräfte finden – Sie werden Menschen inspirieren, zu bleiben. Sie werden ein Umfeld schaffen, in dem Wertschätzung spürbar ist, Verantwortung geteilt wird und Wachstum möglich wird.

Und genau damit wird Ihre Praxis zu einer echten Arbeitgeber*innenpraxis:

Ein Ort, an dem Menschen gerne arbeiten, gerne lernen und gerne bleiben.
Ein Ort, an dem Führung nicht nur organisiert, sondern verbindet.
Ein Ort, an dem sich Zukunft entfalten darf.

Ihr Weg beginnt jetzt. Und Sie haben alles in der Hand, was Sie brauchen.

Weiterführende Literatur

Bartscher T, Maier F (Hrsg) (2017) Generationenmanagement: Konzepte, Instrumente und Good-Practice-Ansätze. Springer Gabler

Höfert R, Wuttke D, Buchmann J (Hrsg) (2010) Mitarbeiterbindung ist lernbar – Praxiswissen für Führungskräfte in Gesundheits- und Pflegeberufen. Springer Verlag

Landau L (2019) Mitarbeiterbindung in Krankenhäusern: Handlungsempfehlungen für das Personalmanagement der Generation Y und Generation Z. Diplomica Verlag

13 Bonusmaterial – Ihr Werkzeugkasten für die Praxis

> „Wissen entfaltet seine Wirkung erst, wenn es in Bewegung kommt."

Dieses Bonuskapitel bietet Ihnen praktische Hilfsmittel, um das Gelesene direkt umzusetzen – Schritt für Schritt, ohne Umwege. Von klaren Checklisten über Arbeitsblätter bis hin zu Ressourcen und Reflexionsfragen: alles, was Sie brauchen, um ihre Praxis nachhaltig als attraktive*n Arbeitgeber*in zu positionieren.

Checklisten zur Umsetzung

> „Kleine Schritte, konsequent gegangen, führen weiter als große Pläne, die liegen bleiben."

Diese Checklisten helfen Ihnen, sofort ins Handeln zu kommen – ganz gleich, ob Sie gerade am Aufbau Ihrer Arbeitgeber*innenmarke arbeiten oder den Bewerbungsprozess optimieren möchten.

13.1 Employer Branding – Schnellstart

Ein starkes Arbeitgeber*innenprofil entsteht aus Authentizität, Klarheit und gelebten Werten. Es ist nicht das, was Sie über sich sagen – sondern das, was Mitarbeiter*innen fühlen, erleben und weitersagen. Genau hier beginnt Employer Branding: im täglichen Miteinander, in der Art zu führen und in der Atmosphäre, die Menschen in Ihrer Praxis wahrnehmen.

D. Marchadier, *Unternehmensführung in der Physiotherapie*,
https://doi.org/10.1007/978-3-662-73166-6_13

Mit dieser Checkliste können Sie Ihr Fundament als Arbeitgeber*in gezielt stärken. Es geht nicht um Perfektion, sondern um Sichtbarkeit und Echtheit. Um den Mut, sich zu zeigen – so wie Sie sind und so wie Sie arbeiten wollen.

1. Definieren Sie Ihre zentralen Werte
Ihre Werte sind Ihr innerer Kompass. Sie ziehen die Menschen an, die zu Ihnen passen.

- Welche Haltung prägt Ihre Arbeit? Achtsamkeit, Teamgeist, Klarheit, Eigenverantwortung, Entwicklung?
- Formulieren Sie maximal fünf Hauptwerte. Weniger ist mehr – je prägnanter, desto greifbarer.
- Überprüfen Sie anschließend: Werden diese Werte bereits gelebt? Und was braucht es, damit sie im Alltag sichtbarer werden?

2. Überarbeiten oder erstellen Sie Ihre Karriereseite
Die Karriereseite ist heute oft der erste Kontaktpunkt – und entscheidend dafür, ob jemand weiterscrollt oder sich bewirbt.

- Zeigen Sie echte Menschen, echte Teams, echte Situationen. Authentizität schlägt jedes Stockfoto.
- Geben Sie einen realistischen Einblick in den Praxisalltag: Wie sieht ein typischer Tag aus? Welche Abläufe sind besonders? Welche Haltung prägt Ihr Miteinander?
- Kommunizieren Sie transparent, was Bewerber*innen erwartet: Arbeitszeiten, Strukturen, Entwicklungsmöglichkeiten, Werte, Teamkultur.

Kandidat*innen möchten wissen, wie es sich anfühlt, Teil Ihres Teams zu sein.

3. Ergänzen Sie Ihre Social-Media-Präsenz um Team-Content
Menschen folgen Menschen – nicht Unternehmen.

- Fotos, kurze Videos oder Alltagsmomente vermitteln ein Gefühl von Echtheit und Zugehörigkeit.
- Erfolgsgeschichten, Behind-the-Scenes-Einblicke, kleine Teamrituale oder Stimmen aus dem Alltag zeigen, was Ihre Praxis besonders macht.
- Seien Sie nahbar. Nahbarkeit schafft Vertrauen, und Vertrauen ist die Grundlage jeder Bewerbung.

4. Sammeln Sie Mitarbeiter*innenstimmen
Nichts wirkt glaubwürdiger als die Perspektive der Menschen, die bereits bei Ihnen arbeiten.

- Ein Satz, ein kurzes Zitat, ein paar ehrliche Worte – das reicht.
- Nutzen Sie diese für Broschüren, Website, Social Media oder Info-Flyer.
- Authentische Aussagen sind stärker als jede Imagekampagne, weil sie spürbar machen, wie es sich anfühlt, Teil Ihres Teams zu sein.

5. Formulieren Sie eine klare Arbeitgeber*innenbotschaft
Auf den Punkt gebracht: Wer sind Sie als Arbeitgeber*in?

- Schreiben Sie einen Satz, der Ihre Identität trägt:

- „Wir sind die Praxis, in der …"
- Dieser Satz sollte in Ihrer Kommunikation präsent sein – intern wie extern.

- Er ist Ihr Leitstern und vermittelt Orientierung, Zugehörigkeit und ein klares Selbstverständnis.

Employer Branding ist kein kurzfristiges Projekt, sondern eine Haltung. Es entsteht in Momenten, in Beziehungen und in der Art, wie Sie führen. Am Ende bewerben sich Menschen nicht bei Unternehmen – sie bewerben sich bei den Gefühlen, die sie dort erwarten.

Und genau diese Gefühle gestalten Sie – jeden Tag.

13.2 Bewerbungsprozess – sofort verbessern

Ein wertschätzender Bewerbungsprozess ist die beste Visitenkarte in Ihrer Praxis. Mit dieser Checkliste können Sie den Ablauf schnell und spürbar optimieren.

Schritte zur Umsetzung
1. Ermöglichen Sie unkomplizierte Bewerbungswege.
   - z. B. WhatsApp, Direktnachricht oder kurzes Online-Formular.
2. Reagieren Sie schnell.
   - Antworten Sie auf jede Anfrage innerhalb von 24 h – auch, wenn Sie nur eine Eingangsbestätigung senden.

3. Gestalten Sie den Erstkontakt persönlich.
   - Verwenden Sie individuelle Anreden, zeigen Sie echtes Interesse.
4. Binden Sie Ihr Team in die Auswahl mit ein.
   - Kolleg*innen spüren, ob jemand ins Team passt – und neue Bewerber*innen fühlen sich willkommen.
5. Bauen Sie eine Praxistour ins Bewerbungsgespräch ein.
   - Der direkte Einblick vermittelt Atmosphäre, Vertrauen und Authentizität.

13.3 Praxistipp – Bewerbungsunterlagen

Hinterfragen Sie regelmäßig Ihre Bewerbungsunterlagen. Wirken sie einladend, modern, menschlich – oder eher formal und distanziert?

> „Klarheit entsteht, wenn Gedanken sichtbar werden."

Arbeitsblätter zur direkten Anwendung
Diese Arbeitsblätter sind Ihre Begleiter auf dem Weg zur Arbeitgeber*innenpraxis. Sie helfen Ihnen, strukturiert zu denken, Entscheidungen zu treffen und Maßnahmen planbar zu machen.

Arbeitsblatt: Mitarbeiter*innen-Persona
Eine Mitarbeiter*innen-Persona ist ein fiktives, aber konkretes Profil Ihres*Ihrer Wunschmitarbeiter*in. Sie hilft Ihnen, gezielter zu kommunizieren, passende Kanäle zu wählen und echte Resonanz zu erzeugen.

Fragen zur Erarbeitung
1. Wunschqualifikationen und Soft Skills:

   - Welche fachlichen Kompetenzen sind unverzichtbar?
   - Welche sozialen und persönlichen Eigenschaften wünschen Sie sich?

2. Werte und Haltung:

   - Welche Werte sollten Bewerber*innen teilen, um zu Ihrer Praxis zu passen?

– Welche Einstellung zu Teamarbeit, Eigenverantwortung oder Empathie ist Ihnen wichtig?

3. Lebenssituation & Motivation:

   – Welche Lebensphase (Berufseinstieg, Familie, Neuorientierung)?
   – Was treibt diese Person an: Sicherheit, Entwicklung, Sinn, Gemeinschaft?

4. Kommunikationskanäle:

   – Wo hält sich diese Zielgruppe auf? (z. B. Instagram, Fachforen, Hochschulen, persönliche Netzwerke)
   – Welche Sprache spricht sie? Formal, locker, inspirierend?

Ziel
Erstellen Sie eine konkrete Beschreibung („Steckbrief") Ihres*Ihrer idealen Mitarbeiter*in. So können Sie Ihr Recruiting authentisch und zielgerichtet ausrichten.

Arbeitsblatt: Onboarding-Plan für die ersten 100 Tage
Ein klar strukturierter Onboarding-Plan sorgt dafür, dass neue Teammitglieder sich schnell, sicher, integriert und motiviert fühlen.

Woche 1: Orientierung & Willkommen

- Begrüßung durch das Team und persönliche Vorstellung
- Rundgang durch die Praxis, Arbeitsmaterialien, Zugangsdaten
- Einführungsgespräch zu Werten, Philosophie und Kommunikationswegen

Woche 2–4: Fachliche Vertiefung

- Begleitung durch Mentor*in oder erfahrene*n Kolleg*in
- Erste eigene Behandlungen unter Rücksprache
- Kurzes wöchentliches Feedbackgespräch

Monat 2: Eigenständigkeit und Vertrauen

- Übernahme eigener Verantwortungsbereiche
- Teilnahme an Teammeetings und Fallbesprechungen
- Fokus auf Selbstorganisation und Kommunikation

Monat 3: Integration und Weiterentwicklung

- Abschlussgespräch: Feedback, Zielvereinbarung, individuelle Entwicklungsplanung
- Gemeinsame Reflexion: Was lief gut? Wo braucht es noch Unterstützung?

13.4 Ressourcen und weiterführende Literatur

„Lernen endet nicht mit einem Buch – es beginnt damit."

Bleiben Sie inspiriert, informiert und vernetzt
Wissen entwickelt sich ständig weiter – besonders im Gesundheitswesen, in der Personalführung und in der Mitarbeiter*innenbindung. Die Herausforderungen verändern sich, neue Studien erscheinen, frische Impulse entstehen im Austausch mit Kolleginnen und Kollegen. Wer langfristig erfolgreich führen möchte, braucht deshalb eine innere Haltung des Lernens, der Offenheit und der Neugier.

Diese Ressourcen unterstützen Sie dabei, Ihr Wissen regelmäßig zu erweitern und in Kontakt mit anderen Fachleuten zu bleiben. Nutzen Sie Literatur, Fachzeitschriften, Podcasts, Netzwerke und Weiterbildungen als kontinuierliche Begleiter. Gerade als Praxisinhaber*in profitieren Sie davon, immer wieder neue Perspektiven einzunehmen – ob zu Führungsthemen, Motivation, Teamentwicklung oder zu gesundheitspolitischen Rahmenbedingungen.

Auch der Austausch in Berufsgruppen, Verbänden oder interdisziplinären Netzwerken bietet wertvolle Impulse. Hier werden Trends sichtbar, Herausforderungen gemeinsam reflektiert und Lösungsansätze diskutiert, die Sie direkt in Ihre eigene

Praxis übertragen können. Die Verbindung von theoretischem Wissen und praktischer Erfahrung schafft Stärke – besonders in Zeiten von Wandel oder Unsicherheit.

Lernen ist kein Projekt mit Enddatum. Es ist ein kontinuierlicher Prozess, der Sie als Führungskraft stärkt, Ihr Team weiterbringt und Ihre Praxis in eine stabile Zukunft führt. Jede neue Erkenntnis, jeder Austausch und jedes Buch, das Sie lesen, erweitert Ihren Horizont und unterstützt Sie dabei, Ihre Mitarbeiter*innen langfristig zu binden und ein Umfeld zu schaffen, in dem Menschen gerne arbeiten.

Fachzeitschriften und Onlineportale

- Physiopraxis (Thieme Verlag) – aktuelle Forschung, Praxisberichte, Management Tipps
- pt Zeitschrift für Physiotherapeuten – Fachartikel, Fortbildungsübersichten und Berufspolitik
- physio.de – Nachrichten, Abrechnungshilfen, Forum und Jobbörse
- Springer Pflege & Therapie Journal – interdisziplinäre Fachbeiträge zu Gesundheit und Therapie

Online-Communities & Netzwerke

- Facebook- oder LinkedIn-Gruppen für Praxisinhaber*innen und Therapeut*innen
- Regionalgruppen der Berufsverbände (z. B. VPT, IFK, Physio Austria)
- Interdisziplinäre Netzwerke zu Achtsamkeit, Coaching, Prävention und Gesundheit

Empfohlene Bücher & Inspirationsquellen

- Reinhard K. Sprenger: Mythos Motivation
- Simon Sinek: Start with Why
- Stephen Covey: Die 7 Wege zur Effektivität
- Anselm Grün: Führen mit Herz
- Doris Marchadier: Atmen – Die Kraft der Atmung

Digitale Tools für Praxisorganisation

- Doctolib/Lemniscus/Theorg: Terminmanagement & Dokumentation
- Slack/Microsoft Teams/Notion: interne Kommunikation & Aufgabenkoordination
- Trello/Asana: Projektmanagement & To-do-Übersichten
- Zoom/Google Meet: digitale Team- oder Bewerbungsmeetings

Literatur

Fachliteratur Physiotherapie, Gesundheitswesen & Arbeitswelt

Brandenburger G (2018) Physiotherapie im Wandel – neue Konzepte für Prävention, Therapie und Coaching. Thieme
Bundesagentur für Arbeit (2023). Fachkräfteengpassanalyse 2023
Deutscher Verband für Physiotherapie (IFK e.V.) (2022) Fachkräftemangel in der Physiotherapie – Herausforderungen und Lösungsansätze. IFK Verlag
Großmann L (2020) Arbeitszufriedenheit von Physiotherapeuten in Deutschland. Masterarbeit
Hofmann C (2020) Therapie 4.0: Digitalisierung in der Physiotherapie. Springer Gabler
Keseling G, Schütz S (2020) Personalmanagement in Gesundheitsfachberufen. Thieme
MA Gesundheitsmanagement (2023) Arbeitsmarktanalyse Therapie- und Gesundheitsberufe
Maier R, Nübling M (2017) Gesundheitsförderliche Arbeitsbedingungen in therapeutischen Berufen. DGUV
Müller D (2022) Internationale Fachkräfte im Gesundheitswesen. Kohlhammer
Rutte R (2024) Atemtherapie (Physiotherapie basics, 4. Aufl.). Springer
Van den Berg F et al (2016) Physiotherapie für alle Körpersysteme. Thieme
VPT – Verband Physikalische Therapie (2025) Bericht zur Versorgungssituation
Weiss H, Dunke F (2019) Mitarbeiterführung im Gesundheitswesen. Springer

Führung, Motivation & Unternehmenskultur

Covey SR (2013) Die 7 Wege zur Effektivität. GABAL
Dückers A, Schmidt J (2022) Führen in der Physiotherapie. Thieme

D. Marchadier, *Unternehmensführung in der Physiotherapie*,
https://doi.org/10.1007/978-3-662-73166-6

Felfe J (2022) Führung und Zusammenarbeit in Organisationen. Nomos
Green-Wilson JE (Hrsg) (2025) Fundamentals of Management in Physical Therapy. Routledge
Grün A (2017) Führen mit Herz. Herder
Heck G (2018) Die ersten 100 Tage im neuen Job. Redline
Laloux F (2016) Reinventing organizations. Vahlen
Reinhardt K (2021) New Work – knallhart. Redline
Reiß H (2020) Onboarding für Führungskräfte. Springer
Rosenstiel L (2021) Motivation im Arbeitsalltag. Springer Gabler
Schulz von Thun F (2019) Führen – Leisten – Leben. Rowohlt
Sinek S (2019) Start with why. Redline
Sprenger RK (2021) Mythos Motivation. Campus
Von Rosenstiel L, Regnet E, Domsch ME (Hrsg) (2025) Führung von Mitarbeitern und Mitarbeiterinnen. Schäffer-Poeschel
Zenger J, Folkman J (2020) The extraordinary leader. McGraw-Hill

Kommunikation, Coaching & Persönlichkeitsentwicklung

Belbin RM (2010) Team roles at work. Routledge
Berne E (2016) Spiele der Erwachsenen. Suhrkamp
Degener M, Müller D (Hrsg) (2018) Supervision und Coaching im Gesundheitswesen. Springer VS
Goleman D (2018) Emotionale Intelligenz. Ullstein
Hargie O (2021) Skilled interpersonal communication. Routledge
Holtgrewe T (2021) Professionelle Online-Interviews. Springer Gabler
Marchadier D (2025) Die Kraft der Atmung. Springer
Schmidt F (2019) Coaching und Beratung in Organisationen. Carl-Auer
Schulz von Thun F (2008) Miteinander reden: Kommunikationspsychologie für Führungskräfte. Rowohlt
Schulz von Thun F (2011) Miteinander reden 1. Rowohlt

Mitarbeitergewinnung, Employer Branding & Organisationsentwicklung

Ahlers T (2020) Employer Branding für kleine und mittlere Unternehmen. Springer Gabler
Backhaus K, Tikoo S (2004) Conceptualizing and researching employer branding. CDI
Beck K, Hackl B (2022) Mitarbeiterbindung. Haufe
Bertelsmann Stiftung (2018) Willkommenskultur gestalten
Besser R, Besser M (2021) Recruiting. Springer Gabler
Birmele C, Bömers J, Merklin-Wendle A (2024) Crashkurs Mitarbeiter-Onboarding. Haufe
Brickwedde W (2020) Praxishandbuch Bewerbermanagement. Springer Gabler

Carsten C, Stieler S (2021) Fachkräfte finden und halten im Gesundheitswesen. Springer Gabler
Cheele B (2020) Kompetenzorientiertes Personalmanagement. UTB
Fuchs M, Gruber A (2021) Kompetenzorientierte Fort- und Weiterbildung in Gesundheitsberufen. Kohlhammer
Hauser C, Simon A (2017) Willkommenskultur im Unternehmen. Springer Gabler
Herrmann D (2020) Onboarding: Neue Mitarbeiter erfolgreich integrieren. Springer Gabler
Höfert R, Wuttke D, Buchmann J (2010) Mitarbeiterbindung ist lernbar. Springer
Landau L (2019) Mitarbeiterbindung in Krankenhäusern. Diplomica
Müssig H (2019) Employer Branding. Springer Gabler
Rotthaus S (2023) Total Recruiting
Weber CF (2019) Praxishandbuch Onboarding. Springer Gabler
Werny AF (2021) Erfolgreiches Personalrecruiting mittels Employer Branding. BoD

Generationenwandel & Arbeitswelt der Zukunft

Bartscher T, Maier F (Hrsg) (2017) Generationen-Management. Springer Gabler
Hurrelmann K, Albrecht, E (2014) Die heimlichen Revolutionäre (Generation Y). Beltz
Hurrelmann K, Albrecht E (2020) Generation Z. Beltz
ManpowerGroup (2025) Arbeitsmarktstudie Generation Z:2025
Scholz C (2019) Generation Z. Wiley-VCH
Seemiller C, Grace M (2018) Generation Z learns. Jossey-Bass
Stein G (2022) Arbeitswelt im Wandel. Springer Gabler
Trendbüro Hamburg (2021) Arbeiten 2030. Edition Körber

Digitalisierung & Innovation im Gesundheitswesen

Ehlers JP (2021) Digitale Transformation im Gesundheitswesen. Springer Gabler
Gallup (2023) Gallup Engagement Index Deutschland:2023
Kuhlmann E, Larsen C (2018) Health professionals in the digital age. Palgrave
Meyer A, Rehm M (2022) Teletherapie und digitale Gesundheitsanwendungen. Thieme
World Health Organization (2021) Global strategy on digital health 2020–2025. WHO Press

GPSR Compliance

The European Union's (EU) General Product Safety Regulation (GPSR) is a set of rules that requires consumer products to be safe and our obligations to ensure this.

If you have any concerns about our products, you can contact us on ProductSafety@springernature.com

In case Publisher is established outside the EU, the EU authorized representative is:

Springer Nature Customer Service Center GmbH
Europaplatz 3
69115 Heidelberg, Germany

Batch number: 10165680

Printed by Printforce, the Netherlands